黄元御医书精华

黄元御内难解

素灵微蕴

难经悬解

清·黄元御 著

孙洽熙 主编

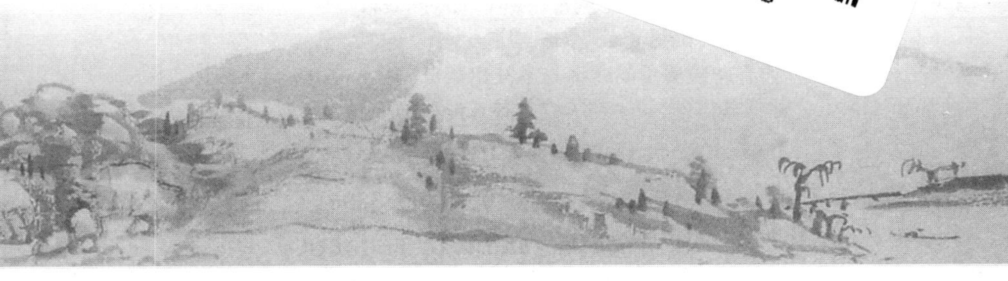

中国中医药出版社

·北 京·

图书在版编目（CIP）数据

黄元御内难解／（清）黄元御著；孙洽熙主编．—北京：中国中医药出版社，2012.6（2023.12重印）
（黄元御医书精华）
ISBN 978－7－5132－0053－0

Ⅰ.①黄…　Ⅱ.①黄…　②孙…　Ⅲ.①中医典籍－中国－清代　Ⅳ.①R2－52

中国版本图书馆CIP数据核字（2010）第130834号

中国中医药出版社出版
北京经济技术开发区科创十三街31号院二区8号楼
邮政编码　100176
传真　010-64405721
廊坊市祥丰印刷有限公司印刷
各地新华书店经销
*
开本880×1230　1/32　印张6.375　字数114千字
2012年6月第1版　2023年12月第11次印刷
书号　ISBN 978－7－5132－0053－0
*
定价　29.00元
网址　www.cptcm.com

如有印装质量问题请与本社出版部调换（010－64405510）

服务热线　010-64405510

购书热线　010-89535836

微商城网址　https://kdt.im/LIdUGr

官方微博　http://e.weibo.com/cptcm

《黄元御内难解》
整理委员会

主　编　孙洽熙

副主编　蔡仲逊　员孙卉

编　委　（以姓氏笔画为序）

王　慧　史　波　孙　峰

李玉宾　郝建梅　洪义刚

曾翔明　谢宏凡

校注说明

黄元御（公元1705～1758年），名玉路，字元御，一字坤载，号研农，别号玉楸子，山东昌邑人，清代著名医家。黄氏于乾隆十五年（公元1750年）“考授御医”，因其医术精湛，而受乾隆帝青睐，亲题“妙悟岐黄”匾额赐之，以示褒奖。黄氏撰著《素问悬解》、《灵枢悬解》、《难经悬解》、《伤寒悬解》、《金匮悬解》、《伤寒说意》、《四圣心源》、《四圣悬枢》、《素灵微蕴》、《长沙药解》、《玉楸药解》、《玉楸子堂稿》（已佚）等医书十二部，《周易悬象》一部，《道德经悬解》一部。黄氏推崇黄帝、岐伯、越人、仲景，尊之为医界四圣，对《内》、《难》、《伤寒》、《金匮》，精研而有深功。

黄氏医著，结构严谨，条绪清分，文笔精炼，风格独特，内容宏富。发四圣之微旨，前后融贯，一脉相承，理必《内经》，法必仲景，尊古崇圣之特色，至为鲜明。黄氏自拟方颇多，其立方之旨彰显，遣药简洁，配伍精当，施之临床，多效若桴鼓。《四圣心源》乃黄氏诸书之会极，已首予校注刊行。

为使广大读者能够更为深入地研习黄氏医学，我们又整理校注了《素灵微蕴》、《难经悬解》、《伤寒悬解》、《伤寒说意》、《长沙药解》、《玉楸药解》，并两两合编为《黄元御内难解》、《黄元御伤寒解》、《黄元御药解》。其余黄氏医著《素问悬解》、《灵枢悬解》、《金匮悬解》、《四圣悬枢》等，我们将继续整理校注，并修订《黄元御医学全书》。

《黄元御内难解》为《素灵微蕴》与《难经悬解》之合编本。世传之《素灵微蕴》版本，有道光十年庚寅（公元 1830 年）阳湖张琦宛邻书屋刻本（以下简称“宛邻本”），咸丰十一年辛酉（公元 1861 年）长沙徐树铭福州刻本（以下简称“闽本”），同治七年戊辰（公元 1868 年）江夏彭器之成都刻本（以下简称“蜀本”），同治八年己巳（公元 1869 年）长沙黄济重庆刻本（以下简称“渝本”），光绪二十年甲午（公元 1894 年）上海图书集成印书局排印本（以下简称“集成本”），公元 1934 年上海锦章书局石印本（以下简称“石印本”）等。其中“宛邻本”最为精善，学术价值最高。此次校注，以“宛邻本”为底本，其内容不删节，不改编，以保持本书之原貌。以“闽本”、“蜀本”为主校本，以“集成本”、“石印本”为旁校本，以《重广补注黄帝内经素问》、《灵枢经》、《难经集注》、《伤寒论》、《金匮要略方论》之通行本及人民卫生出版社 1990 年出版之《黄元御医书十一种》繁体竖排本、中国中医药出版社 1999 年出版之《黄元御医学全书》简体横排本为参校本。世传之《难经悬解》版本，有清·冯承熙于同治十一年壬申（公元 1872 年）刻本（以下简称“冯本”）及另一清刻本。其中“冯本”精善，此次校注，以“冯本”为底本，其内容不删节，不改编，以保持本书之原貌。以另一清刻本为主校本。以《难经本义》（元·滑寿著，人民卫生出版社 1963 年新一版）为他校本。参校本同《素灵微蕴》。校勘以对校、本校、他校为主，酌情运用理校。具体问题的处理，见以下各点：

1. 底本未载之个别字、词、句，无关宏旨者，均不补入，也不出注，以保持该书原貌。系明显脱漏者，原书不动，出注录以校本之文，以供参正。

2. 底本中确系明显之错字、俗字、避讳字，或笔划小误者，如日月混淆，己已巳不分等，均予径改，不出校记。如系底本错讹脱衍，需辨明者，则据校本改正，并出注说明。

3. 黄氏引录他书之文献，多有删节，或缩写改动。凡不失原义者，均置之不论，以保持该书原貌。

4. 书中文义古奥难明之字、词等，予以注释。

5. 凡属难字、僻字、异读字，予以注音。注音采用直音法，即汉语拼音加同音字。

6. 凡属通假字，原文不动，首见出注说明。

7. 生僻难明之成语、典故、古地名等，出注说明其出处、含义、今地名等。

本书编校整理过程中，福田心耕、风马牛鱼、天色以

晚、谦明生、晏若然、麻杖、波波菜、跳跳、小树、勇者笑傲、肖童等网友参与编校并给予诸多支持，在此一并表示感谢！

孙洽熙

2012年3月1日于西安市中医医院

目　录

素灵微蕴

难经悬解

素昊微韞

素灵微蕴序[①]

《素灵微蕴》四卷，昌邑黄坤载先生所著也。抉天人之奥赜，演阴阳之宰运，阐上圣之微言，扫下士之瞽说。法必轨理，病无遁情，大而不窊[②]，细而不越，味别渑淄[③]，气通葭管[④]，以兹况彼，精识略同。美矣！善矣！蔑[⑤]以加矣。

医学蒙昧，于今为甚，藏府喜恶，阴阳逆顺，罔或措意，诊病则不审其原，处方则不察其变，若乃奇偶佐使之宜，气味制化之理，益懵如也。俗学谬妄，广设方论，伐阳滋阴，数十百年，不可譬晓，以人试药，南北佥[⑥]同，夭人寿命，良可悼叹。

得先生此书，绎其义，通其法，其于治也，庶有瘳乎。

道光九年冬十一月阳湖张琦

① 素灵微蕴序　原不载，据闽本补。
② 窊（wā 洼）　不满也。
③ 渑淄　水名。渑，古水名，在今山东省临淄附近；淄水，在山东省。
④ 葭管　芦苇管。
⑤ 蔑　无也。
⑥ 佥　全，都。

卷一 素灵微蕴

胎化解

两精相抟，合而成形，未形之先，爰有祖气，人以气化而不以精化也。精如果中之仁，气如仁中之生意，仁得土气，生意为芽，芽生而仁腐，故精不能生，所以生人者，精中之气也。

天地之理，动极则静，静极则动，静则阴生，动则阳化，阴生则降，阳化则升。《关尹子》：无有升而不降，无有降而不升。降者为水，升者为火。《河图》之数：天一生水，地六成之，此阳之动极而静，一阴生于午也，阴盛则下沉九地而为水，而其生水之根，则在于天。地二生火，天七成之，此阴之静极而动，一阳生于子也，阳盛则上浮九天而为火，而其生火之根，则在于地。天三生木，地八成之，阳自地生，未浮于天而为火，先升于左而为木，得乎天者亲上，阳动而左升，故曰天生。地四生金，天九成之。阴自天生，未沉于地而为水，先降于右而为金，得乎地者亲下，阴静而右降，故曰地生。凡物先生而后成，故以初气生而终气成。天与地旋，相生成者，独阳不能生，独阴不能成也。

知天道则知人道矣。男子应坎，外阴而内阳，女子象离，外阳而内阴。男以坎交，女以离应。离中之阴，是为丁火，坎中之阳，是为壬水。阳奇而施，阴偶而承，丁壬妙合，凝蹇而成。阴阳未判，是谓祖气，气含阴阳，则有清浊，清者浮轻而善动，浊者沉重而善静。动静之交，是曰中皇，中皇运转，阳中之阴，沉静而降，阴中之阳，浮动而升，升则成火，降则成水，水旺则精凝，火旺则神发。火位于南，水位于北，阳之升也，自东而南，在东为木，阳之在东，神未发也，而神之阳魂已具，魂藏于血，升则化神，阴之降也，自西而北，在西为金，阴之在西，精未凝也，而精之阴魄已成，魄藏于气，降而生精。升降之间，黄庭四运，土中之意在焉，是曰五神。五神既化，爰生五气，以为外卫，产五精，以为内守，结五藏，以为宫城，开五官，以为门户。肾以藏精，开窍于耳，生骨而荣发，心以藏神，开窍于舌，生脉而荣色，肝以藏魂，开窍于目，生筋而荣爪，肺以藏魄，开窍于鼻，生皮而荣毛，脾以藏意，开窍于口，生肉而荣唇。气以煦之，血以濡之，日迁月化，潜滋默长，形完气足，十月而生，乃成为人。

其或男或女者，水火感应先后之不齐也。壬水先来，丁火后至，则阳包阴而为女，丁火先来，壬水后至，则阴包阳而为男。《易》谓乾道成男，坤道成女者，以坤体而得乾爻则成男，以乾体而得坤爻则成女，非秉父气则为男，秉母气则为女也。

生理皆同，而情状殊绝者，气秉之不均也。《灵枢·通天》分言五态之人：太阴之人，秉水气也，太阳之人，秉火气也，少阴之人，秉金气也，少阳之人，秉木气也，阴阳和平之人，秉土气也。阴阳二十五人，备言五形之人，是秉五气之全者。一气又分左右，左右又分上下，五行各五，是为二十五人。生人之大凡也。

五行异气，情貌爰别，而人之受气，又有偏完偏实之不一，清浊厚薄之迥异，因而性质运命，高下霄壤。推其原始，总由祖气而分，祖气不同，故精神异其昏明，气血殊其滑涩，五藏五官，以及筋脉骨肉，皮毛爪发，胥有美恶之辨，灵蠢寿夭，富贵贫贱，于此悬别，所谓命禀于生初也。人与天地同气，秉赋既异，乃与天运之否泰[1]，无心而合，此气化自然之妙也。

祖气秉于先天，冲漠[2]无形，其通塞从违，显而可见者，后天之气也。凡气数之乖蹇，虽机兆未形，而其精神渫越，见之梦寐，气血郁浊，蒸为虮虱虫虬，甚至色已明征，神且先告，第[3]昧者不知耳。及其否极病生，疾痛切身，然后能觉，此愚夫之恒情也。《太素》以脉而谈禄命，深有至理，而拘士非之，以为穷通身外之事，与血气无关，

① 否（pǐ 痞）泰　逆顺也。

② 冲漠　恬静虚寂。

③ 第　但也。

智浅鲜矣。叔皮之论王命，萧远之论运命，及孝标辨命之作，皆言天运而不言人理，则亦知其略而未睹其原也。

藏象解

太真[1]剖判，离而为两，各有专精，是名阴阳。清阳升天，浊阴归地，升天成象，降地成形，清则气化，浊则质生。《素问·阴阳应象大论》：在天为元，在地为化，玄生五神，化生五味。神在天为风，在地为木，在天为热，在地为火，在天为湿，在地为土，在天为燥，在地为金，在天为寒，在地为水。五气分治，是为五行。

人与天地相参也，感五行之气而生藏府焉。五藏者，肝、心、脾、肺、肾也，六府者，胆、胃、大肠、小肠、三焦、膀胱也。藏五而府六，《灵枢·胀论》：膻中者，心主之宫城也，是为心包，合为六藏。藏为阴，府为阳，阴阳相合，则为表里。肝者，将军之官，谋虑出焉，肝合胆，胆者，中正之府，木也。心者，君主之官，神明出焉，心合小肠，小肠者，受盛之府，火也。脾者，仓廪之官，五味出焉，脾合胃，胃者，五谷之府，土也。肺者，相傅之官，治节出焉，肺合大肠，大肠者，传道之府，金也。肾者，作强之官，伎巧出焉，肾合膀胱，膀胱者，津液之府，水也。膻中者，臣使之官，喜乐出焉，膻中合三焦，三焦

---

① **太真** 原质也。

者，决渎之府，相火也。三焦亦合于肾，而别为孤府，以三焦水道所出，肾为水藏，故并领之。《灵枢·本输》：少阳属肾，肾上连肺，故将两藏，三焦者，中渎之府也，水道出焉，属膀胱，是孤之府也。

肝位于东，其气风，其志怒，其音角，其液泣，其声呼，其色青，其臭臊，其味酸。心位于南，其气热，其志喜，其音徵，其液汗，其声笑，其色赤，其臭焦，其味苦。脾位于中，其气湿，其志思，其音宫，其液涎，其声歌，其色黄，其臭香，其味甘。肺位于西，其气燥，其志悲，其音商，其液涕，其声哭，其色白，其臭腥，其味辛。肾位于北，其气寒，其志恐，其音羽，其液唾，其声呻，其色黑，其臭腐，其味咸。四十九难：肝主色，自入为青，入心为赤，入脾为黄，入肺为白，入肾为黑。心主臭，自入为焦，入脾为香，入肺为腥，入肾为腐，入肝为臊。脾主味，自入为甘，入肺为辛，入肾为咸，入肝为酸，入心为苦。肺主声，自入为哭，入肾为呻，入肝为呼，入心为笑，入脾为歌。肾主液，自入为唾，入肝为泣，入心为汗，入脾为涎，入肺为涕。《关尹子》：木茂故华为五色，火飞故达为五臭，土和故滋为五味，金坚故实为五声，水潜故蕴为五精也。

肝气司生，其时应春，其性为暄，其化为荣，其政为散，其令宣发，其变摧拉，其合筋，其荣爪也。心气司长，其时应夏，其性为暑，其化为茂，其政为明，其令郁蒸，其变炎铄，其合脉，其荣色也。脾气司化，其时应长夏，其性静兼，其化为盈，其政为谧，其令云雨，其变动注，其合肉，其荣唇也。肺气司[1]收，其时应秋，其性为凉，其化为敛，其政为劲，其令雾露，其变肃杀，其合皮，其荣毛也。肾气司藏，其时应冬，其性为凛，其化为肃，其政为静，其令闭塞，其变凝烈，其合骨，其荣发也。

五藏者，所以藏精神魂魄者也。《灵枢·本神》：肝藏血，血舍魂，心藏脉，脉舍神，脾藏营，营舍意，肺藏气，气舍魄，肾藏精，精舍志。五藏皆有神而藏之于心，五藏皆有精而藏之于肾。神为阳而精为阴，土居阴阳之交，魂者自阴而之阳，阳盛则生神，魄者自阳而之阴，阴盛则生精。血，阴也，而其中有阳，得木气之散，则阳升而气化。气，阳也，而其中有阴，得金气之收，则阴降而质结。盖阴浊则有质，阳清则有气。将结此质而质之魄先生，将化此气而气之魂先见。气之虚灵者，则为神，质之静凝者，则为精，神清而明，精浊而暗。古人以升魂为贵，降魄为贱，缘魂向阳而魄向阴也。物生于春夏而死于秋冬，人之大凡，阳盛则壮，阴盛则老，及其死也，神魂去而精魄存，气虽亡而质仍在也，于此可悟阴阳之贵贱矣。

五行之理，相生以气，非相生以质，《谭子》所谓形不灵而气灵也。地之木火土金水者，五行之质也，天之风热

---

① 司　原作“主”，据闽本、蜀本、集成本及上下文例改。

湿燥寒者①，五行之气也。天气盛于东南，地气盛于西北，东南者，生长之位，西北者，收藏之位。阳主生长，阴主收藏，阳生于东而长于南，阴收于西而藏于北。阳之方生则为春，三阳在上，故春之气温，既长则为夏，六阳在上，故夏之气热，阴之方收则为秋，三阴在上，故秋之气凉，既藏则为冬，六阴在上，故冬之气寒。天气一日而四周，将寒则凉，将热则温，故寒生东方之温，温生南方之热，热生中央之湿，湿生西方之凉，凉生北方之寒。其相生全是气化，非木之质生火，火之质生土，土之质生金，金之质生水，水之质生木也，成质则不能生矣。相克者，制其太过也。木气过散，则土不坚，故敛之以收气，火气过炎，则金不肃，故聚之以藏气，土气过湿，则水不升，故散之以风气，金气过收，则木不达，故温之以热气，水气过润，则火不降，故燥之以土气。水升则火降，火降则金肃，金肃则木荣，木荣则土燥，土燥则水升。相生则无不及，相克则无太过，生则见变化之妙，克则见制伏之巧，亦克以气而不克以质也。前人据五行形质而论生克，逝其远矣。

《尚书·洪范》：木曰曲直，金曰从革，火曰炎上，水曰润下，土爰稼穑，此五行之性也。曲直作酸，炎上作苦，从革作辛，稼穑作甘，润下作咸，此五行之味也。盖水宜

---

① 天之风热湿燥寒者　原作“天之风火燥湿寒者”，诸本均同，据前文“心位于南，其气热”、“脾位于中，其气湿”、“肺位于西，其气燥”改。

浮而火宜沉，木宜升而金宜降，土居中皇，是为四象转运之机。润下者，水气之不浮也，炎上者，火气之不沉也，直则木升，曲者，木气之不升也，从则金降，革者，金气之不降也，甘者，稼穑之正位，平则不见，不平则见，甘味之见者，土气之不运也。五气堙郁，而后五味以生，五藏乃病。升水木而降火金，其权在土，土气不运，则四维莫转，此五味郁生之原也。善乎！庚桑子[1]之言：草郁则为腐，树郁则为蠹，人郁则为病。阳性动而阴性止，动则运而止则郁，阳盛而生病者，千百之一，阴盛而生病者，尽人皆是，此凡物之大情也。

五藏开窍于五官，《子华子》：心之气为离，其神为朱鸟，其窍通于舌，肾之气为坎，其神为玄龟，其窍通于耳，肝之气为震，其神为苍龙，其窍通于目，肺之气为兑，其神为伏虎，其窍通于鼻，脾之气为戊己，其神为凤凰，其窍通于口，故肝心脾肺肾[2]五藏[3]之司目舌口鼻耳[4]五官之候。《灵枢·脉度》：五藏常内阅于上七窍也，肝气通于目，肝和则目能辨五色矣，心气通于舌，心和则舌能知五味矣，脾气通于口，脾和则口能知五谷矣，肺气通于鼻，肺和则

---

① 庚桑子　老聃弟子，战国楚人，老庄学派之至人。亦作“亢桑子”。

② 肝心脾肺肾　原作“脾肾心肝肺”，诸本均同，据下文“肝气通于目……肾和则耳能闻五音矣”改。

③ 藏　原作“官”，诸本均同，据下文“司目舌口鼻耳五官之候”改。

④ 目舌口鼻耳　原作“口舌鼻耳目”，诸本均同，据下文“肝气通于目……肾和则耳能闻五音矣”改

鼻能知香臭①矣，肾气通于耳，肾和则耳能闻五音矣。

五藏，阴也，五官，阳也，阳升于阴，阴降于阳。头上七窍，位为纯阳。阴性重浊，阳性清虚，清虚之极，神明出焉，五神发露，则开七窍，七窍者，神气之所游行而出入也。壮则阳旺而神清，浊阴沉降，故七窍灵通，老则阳衰而神散，浊阴填凑，故七窍晦塞。

六府者，所以受水谷而行化物者也。水谷入胃，脾气消磨，渣滓下传，精微上奉，化为雾气，归之于肺。肺司气而主皮毛，将此雾气，由藏而经，由经而络，由络而播宣皮腠，熏肤充身泽毛，是谓六经之气。雾气降洒，化而为水，津液精血，于是生焉。阴性亲内，自皮而络，自络而经，自经而归趋藏府。津入于肺，液入于心，血入于肝，精入于肾，是谓五藏之精。阳根于阴，故生于内而盛于外，阴根于阳，故生于外而盛于内。五藏之部，心位于上，肾位于下，肝位于左，肺位于右，脾位于中。谷气为阳，升于心肺，谷精为阴，入于肾肝。肾为纯阴，阴极则阳生，心为纯阳，阳极则阴生，故上亦有精而下亦有气。下之气，阳之根也，上之精，阴之根也。

饮入于胃，脾阳蒸动，化为云雾，而上升于肺，是为肺气。肺气清降，化而为水，游溢经络，表里皆周。天暑

---

① 香臭　原作"臭香"，据闽本、蜀本、集成本、《灵枢经·脉度篇》乙转。

衣厚，腠理开发，则外泄而为汗，天寒衣薄，腠理闭塞，则下行而为溺。膀胱者，水之壑也。三焦之火，随膀胱太阳之经下行而司水道，下焦之火秘，则膀胱清利而水道通，下焦之火泄，则膀胱热涩而水道闭。火泄脾虚，不能蒸水化气，则水谷并趋二肠，而成泄利。泄利之家，膀胱热涩而脾肾寒滑，全因相火之泄陷也。《灵枢·营卫生会》：上焦如雾，中焦如沤，下焦如渎。水性流下，下焦之水独盛，故如渎，气性亲上，上焦之气独盛，故如雾，中焦，气水之交，故如沤。譬之如釜，火炎水沸，上则热气之升腾，雾也，中则泡波之起灭，沤也，下则釜底之水，渎也。

《列子》：属天者，清而散，属地者，浊而聚。府禀天气，故泄而不藏，藏禀地气，故藏而不泄。“五藏别论”：五藏者，藏精气而不泄也，故满而不能实，六府者，传化物而不藏也，故实而不能满。阴阳互根，五藏阴也，而阳神藏焉，非五藏之藏，则阳神飞矣，六府阳也，而阴精化焉，非六府之化，则阴精竭矣。盖阴以吸阳，故神不上脱，阳以煦阴，故精不下流。阳盛之处而一阴已生，阴盛之处而一阳已化，故阳自至阴之位而升之，使阴不下走，阴自至阳之位而降之，使阳不上越。上下相包，阴平阳秘，是以难老。阴在内，阳之守也，阳在外，阴之卫也。阴能守则阳秘于内，阳能卫则阴固于外。阳如珠玉，阴如蚌璞，含珠于蚌，完玉以璞，而昧者不知，弃珠玉而珍蚌璞，是之谓倒置之民矣，

经脉解

六藏六府，是生十二经。经气内根于藏府，外络于肢节。其浮气之不循经者，为卫气，其精气行于经者，为营气。《灵枢·决气》：壅遏营气，令无所避，是谓脉。藏脉为阴，府脉为阳。脾、肾、肝、胆、胃、膀胱经行于足，是谓足之三阴三阳，肺、心、心包、三焦、大肠、小肠经行于手，是谓手之三阴三阳。脾肺之经，太阴，心肾之经，少阴，肝与心包之经，厥阴，胆与三焦之经，少阳，胃与大肠之经，阳明，膀胱小肠之经，太阳。太阳与少阴为表里，阳明与太阴为表里，少阳与厥阴为表里。手经与手配，足经与足配。经络回环，运行不息也。

《灵枢·经脉》：肺手太阴之脉，起于中焦，下络大肠，还循胃口，上膈，属肺，从肺系横出腋下，下行臑内，行少阴心主之前，下肘中①，循臂内，上骨下廉，入寸口，上鱼，循鱼际，出大指之端。其支者，从腕后循次指内廉，出其端。大肠手阳明之脉，起于次指之端，循指上廉，出合谷两骨之间，上入两筋之间，循臂上廉，入肘外廉，上臑外前廉，上肩，出髃骨之前廉，上出于柱骨之会上，下入缺盆，络肺，下膈，属大肠。其支者，从缺盆上颈，贯

① 中　原作“下”，诸本均同，据《灵枢经·经脉篇》、《伤寒说意·卷首·六经解》改。

颊，下入齿中，还出挟口，交人中，左之右，右之左，上挟鼻孔。胃足阳明之脉，起于鼻之交頞[①]中，旁纳太阳之脉，下循鼻外，入上[②]齿中，还出挟口，环唇，下交承浆，却从颐后下廉出大迎，循颊车，上耳前，过客主人，循发际，至额颅。其支者，从大迎前下人迎，循喉咙，入缺盆，下膈，属胃，络脾。其直者，从缺盆下乳内廉，下挟脐，入气街中。其支者，起于胃口，下循腹里，下至气街中而合，以下髀关，抵伏兔，下膝髌中，下循胫外廉，入足跗，入中指内间。其支者，下廉三寸而别，下入中指外间。其支者，别跗上，入大指间，出其端。脾足太阴之脉，起于大指之端，循指内侧白肉际，过核骨后，上内踝前廉，上腨内，循胫骨后，交出厥阴之前，上膝骨内前廉，入腹，属脾，络胃，上膈，挟咽，连舌本，散舌下。其支者，复从胃别上膈，注心中。心手少阴之脉，起于心中，出属心系，下膈，络小肠。其支者，从心系上挟咽，系目系。其直者，复从心系却上肺，下出腋下，下循臑内后廉，行太阴心主之后，下肘内，循臂内[③]后廉，抵掌后锐骨之端，入掌内后廉，循小指之内，出其端。小肠手太阳之脉，起于

---

① 頞　原作“额”，诸本均同，形近之误，据《灵枢经·经脉篇》、《灵枢悬解·经脉》改。

② 上　原作“下”，诸本均同，据《灵枢经·经脉篇》、《伤寒说意·卷首·六经解》改。

③ 内　原脱，据蜀本、《灵枢经·经脉篇》、《伤寒说意·卷首·六经解》补。

小指之端，循手外侧，上腕，出踝中，直上循臂骨下[①]廉，出肘内侧两筋之间，上循臑外后廉，出肩解，绕肩胛，交肩上，入缺盆，络心，循咽，下膈，抵胃，属小肠。其支者，从缺盆循颈，上颊，至目锐眦，却入耳中。其支者，别颊，上顺，抵鼻，至目内眦，斜络于颧。膀胱足太阳之脉，起于目内眦，上额，交巅。其支者，从巅至耳上角。其直者，从巅入[②]络脑，还出别下项，循肩髆内，挟脊，抵腰中，入循膂，络肾，属膀胱。其支者，从腰中下挟脊，贯臀，入腘中。其支者，从髆内左右别，下贯胛，挟脊内，过髀枢，循髀外，从后廉下合腘中，以下贯腨内，出外踝之后，循京骨，至小指外侧。肾足少阴之脉，起于小指之下，斜趋足心，出于然谷[③]之下，循内踝之后，别入跟中，以上腨内，出腘内廉，上股内后廉，贯脊，属肾，络膀胱。其直者，从肾上贯肝膈，入肺中，循喉咙，挟舌本。其支者，从肺出络心，注胸中。心主手厥阴心包络之脉，起于胸中，出属心包络，下膈，历络三焦。其支者，循胸，出胁，下腋三寸，上抵腋下，循臑内，行太阴少阴之间，入肘中，下臂，行两筋之间，入掌中，循中指，出其端。其

---

① 下　原作“外”，诸本均同，据《灵枢经·经脉篇》、《灵枢悬解·经脉》改。

② 入　原作“别”，诸本均同，据《灵枢经·经脉篇》、《灵枢悬解·经脉》改。

③ 谷　原作“骨”，诸本均同，音近之误，据《灵枢经·经脉篇》、《灵枢悬解·经脉》改。

支者，别掌中，出名指之端。三焦手少阳之脉，起于名指之端，上出两指之间，循手表腕，出臂外两骨之间，上贯肘，循臑外，上肩，交出足少阳之后，入缺盆，布膻中，散络心包，下膈，属三焦。其支者，从膻中上出缺盆，上项，系[①]耳后，直上出耳上角，以屈下颊，至䪼。其支者，从耳后入耳中，出走耳前，过客主人前，交颊，至目锐眦。胆足少阳之脉，起于目锐眦，上抵头角，下耳后，循颈，行手少阳之前，至肩上，却交出手少阳之后，入缺盆。其支者，从耳后入耳中，出走耳前，至目锐眦后。其支者，别锐眦，下大迎，合于手少阳，抵于䪼，下加颊车，下颈，合缺盆，以下胸中，贯膈，络肝，属胆，循胁里，出气街，绕毛际，横入髀厌中。其直者，从缺盆下腋，循胸，过季胁，下合髀厌中，以下循髀阳，出膝外廉，下外辅骨之前，直下抵绝骨之端，下出外踝之前，循足跗上，入名指之间。其支者，别跗上，循大指歧骨内，出其端[②]，还贯爪甲，出三毛。肝足厥阴之脉，起于大指丛毛之际，上循足跗上廉，去内踝一寸，上踝八寸，交出太阴之后，上腘内廉，循股阴，入毛中，过阴器，抵少腹，挟胃，属肝，络胆，上贯膈，布胁肋，循喉咙之后，上入颃颡，连目系，上出额，

① 系　原作“挟”，诸本均同，据《灵枢经·经脉篇》、《灵枢悬解·经脉》改。

② 端　原作“间”，诸本均同，音近之误，据《灵抠经·经脉篇》、《灵枢悬解·经脉》改。

与督脉会于巅。其支者，从目系下颊里，环唇内。其支者，复从肝别贯膈，上注肺①。此经脉之起止，即营气之行次也。

阳经在表，阴经在里。太阳居外，皮毛之分也，次则阳明，次则少阳，次则太阴，次则少阴，次则厥阴，近于骨矣。阳经则属府络藏，阴经则属藏络府。足之阴经行于股里，阳经行于股外，手之阴经行于臂里，阳经行于臂外。阴经之次，太阴在前，厥阴在中，少阴在后，阳经之次，阳明在前，少阳在中，太阳在后。手之阴经自胸走手，阳经自手走头，足之阳经自头走足，阴经自足走胸。手三阳自手走头，足三阳自头走足，皆行于颈项而会于督之大椎。

颈脉之次，任行于前，督行于后，俱在中央，足阳明在任脉之次，二次手阳明，三次手太阳，四次足少阳，五次手少阳，六次足太阳，七次则项之中央，下连脊骨，督脉之部也。

在项之脉，任督各一，其余左右各二，合二十四经。

足经之部，太阳少阴行身之背，阳明太阴行身之前，少阳厥阴行身之侧。除足太阳外，阴阳皆会于宗筋。

手经悉行于手，惟手少阳并足太阳而下行，出腘中，贯腨肠，而入外踝。

---

① 从目系下颊里……上注肺　原作“复从肝别贯膈，上注肺，其支者，从目系下颊里，环唇内”，诸本均同，据《灵枢经·经脉篇》、《灵枢悬解·经脉》改。

藏府之募皆在前，散见诸脉，而俞[①]则在后，发于太阳之一经。以人身前阴而后阳，故太阳为诸阳之主，藏府之阳，以类相从，而发见于背膂也。

手之阳经则升，阴经则降，足之阳经则降，阴经则升。手之三阳，阳中之太阳也，皆升，手之三阴，阳中之少阴也，皆降，足之三阳，阴中之少阳也，皆降，足之三阴，阴中之太阴也，皆升。盖手足阴阳，浊中之清者，则从下而升，清中之浊者，则从上而降。“太阴阳明论”：阴气从足上行至头，而下行循臂至指端，阳气从手上行至头，而下行至足。阳病者，上行极而下，阴病者，下行极而上，以阴极则阳生，阳极则阴生。凡物之理，穷则反，终则始也。

阳受气于四末，故四肢为诸阳之本。然阳升于手而降于足，阴升于足而降于手。升为初气，降为终气，则阳盛于手而阴盛于足，故手巧而足拙，以阳性轻捷而阴性迟重故也。

五藏开窍于五官，清阳由经脉而升也。经脉之中，清者升而浊者降。《灵枢·阴阳清浊》：其清者上走空窍，浊者下行诸经。清气升则孔窍灵，故能辨声色，别臭味。阳性热，阴性寒，阴阳平者，下反温而上反清，以阳降而化浊阴，阴升而化清阳故也。

---

① 俞　通“腧”。

手足之经，阴阳各三，是谓六气。手少阴以君火主令，足少阴水也，从妻[1]化气而为热。足太阳以寒水主令，手太阳火也，从夫[2]化气而为寒。足厥阴以风木主令，手厥阴火也，从母化气而为风。手少阳以相火主令，足少阳木也，从子化气而为暑。足太阴以湿土主令，手太阴金也，从母化气而为湿。手阳明以燥金主令，足阳明土也，从子化气而为燥。

经别者，正经之别行者也。营于脉中，直道而行则为正，内则藏府。表里之经，相为络属，及本经之支派他交者，则为别。详见《灵枢·经别》。

经筋者，十二经之筋也。起于各经，分道而行。所行之道，多与经脉相同，独足之三[3]阴，始同终异，而其结聚，则在四肢溪谷之间，以诸筋皆属于节也。肝主筋而荣爪，故十二经筋皆始自爪甲而结于腕踝，聚于肘膝，会于肩髀，联属肌肉，维络颈项，裹缬头面。大筋为纲，小筋为维，阳筋则刚，阴筋则柔，约束百骸，而会于宗筋，故"痿论"：宗筋主束骨而利机关也。详见《灵枢·经筋》。

奇经者，督、任、冲、带、阳跻、阴跻、阳维、阴维

---

① 妻 原作"火"，诸本均同，据《四圣心源·卷二·六气从化》及下文"从母、从子"改。

② 夫 原作"水"，诸本均同，据《四圣心源·卷二·六气从化》及下文"从母、从子"改。

③ 三 原作"二"，据闽本、蜀本、集成本、石印本、《灵枢经·经筋篇》改。

也。二十八难：督脉者，起于下极之俞，并于脊里，上至风府，入属于脑。任脉者，起于中极之下，以上毛际，循腹里，上关元，至咽喉，上颐，循面，入目，络舌。冲脉者，起于气冲，并足阳明之经[①]，挟脐而上，至胸中而散。带脉者，起于季胁，回身一周。阳跻者，起于跟中，循外踝上行，入风池。阴跻者，亦起于跟中，循内踝上行，至喉咙[②]，交贯冲脉。阳维、阴维者，维络于身，阳维起于诸阳会，阴维起于诸阴交也。凡此八脉者，经脉之络也。经盛则入络，络脉满溢，不拘于经，内溉藏府，外濡腠理。譬之圣人图设沟渠，通利水道，天雨降下，沟渠满溢，雾霈妄行，流于深湖，圣人不能复图也。经脉隆盛，入于八脉，而不环周，故八脉溢蓄，别道自行诸经，不能复拘也。

任、督、冲三脉一源，同起于会阴。督则循背而行身后，为诸阳之纲。任则循腹而行身前，为诸阴之领。冲则挟脐上行，为诸经之海。督行于后，而亦行于前。骨空论：督脉起于少腹，以下骨中央，入系廷孔，其孔，溺孔之端也。其络循阴器，合篡间，别绕臀，至少阴与巨阳中络者，合少阴，上股内后廉，贯脊，属肾，与太阳起于目内眦，上额，交巅，入络脑，还出别下项，循肩髆内，挟脊，抵

---

① 并足阳明之经　原作“并足少阴”，诸本均同，据《难经·二十八难》、《难经悬解·二十九难》改。

② 至喉咙　原脱，诸本均同，据《难经·二十八难》、《难经悬解·二十九难》补。

腰中，入循膂，络肾。其少腹直上者，贯脐中央，上贯心，入喉，上颐，环唇，上系两目之下中央，是督脉之前行也。盖任督本一脉，以前后而异名耳。冲行于上，而亦行于下。《灵枢·动输》：冲脉者，十二经之海也，与少阴之大络起于肾下，出于气街，循阴股内廉，邪入腘中，循京骨内廉，并少阴之经，下入内踝之后，入足下。其别者，斜入踝，出属跗上，入大指之间，注诸络，以温足胫，是冲脉之下行也。

阳跻、阳维者，足太阳之别，阴跻、阴维者，足少阴之别。阳跻主左右之阳，阴跻主左右之阴，阳维主一身之表，阴维主一身之里。带则横束一身之脉者也。

别络者，诸经别出之大络也。《灵枢·经别》：手太阴之别，名曰列缺，起于腕上分间，并太阴经，直入掌，散入于鱼际。手少阴之别，名曰通里，去腕一寸半，别而上行，循经入于心中，系舌本，属目系。手心主之别，名曰内关，去腕二寸，出于两筋之间，循经以上，系于心，包络心系。手太阳之别，名曰支正，上腕五寸，内注少阴，其别者，上走肘，络肩髃。手阳明之别，名曰偏历，去腕三寸，别入太阴，其别者，上循臂，乘肩髃，上曲颊，遍齿，其别者，入耳，合于宗脉。手少阳之别，名曰外关，去腕二寸，外绕臂，注胸中，合心主。足太阳之别，名曰飞扬，去踝七寸，别走少阴。足少阳之别，名曰光明，去踝五寸，别走厥阴，下络足跗。足阳明之别，名曰丰隆，去踝八寸，别走太阴，其别者，循胫骨外廉，上络头项，合诸经之气，下络喉嗌。足太阴之别，名曰公孙，去本节之后一寸，别走阳明，其别者，入络肠胃。足少阴之别，名曰大钟，当踝后，绕跟，别走太阳，其别者，并经上走于心包下，外贯腰脊。足厥阴之别，名曰蠡沟，去内踝五寸，别走少阳，其别者，循胫上睾，结于茎。任脉之别，名曰尾翳，下鸠尾，散于腹。督脉之别，名曰长强，挟膂，散头上，下当肩胛左右，别走太阳，入贯膂。脾之大络，名曰大包，出渊液下三寸，布胸胁。此十五络也。《素问·平人气象论》：胃之大络，名曰虚里，贯膈，络肺，出于左乳下，其动应衣，宗脉气也，此又胃之一大络也。诸经之络各一，而脾胃之络则二，以脾胃者，诸经之本故也。

经脉为里，支而横者为络，络之别者为孙，孙络三百六十五，此外丝分而缕析焉，巧历①不能得矣。

经脉十二，左右二十四，奇经八脉，左右十四，别络十六，左右三十，共六十八脉，相随而上下。阴脉营其藏，阳脉营其府，区处条别，不相紊乱已。

营卫解

人受气于谷，谷入于胃，以传于肺，精华氤氲，而生气血。其清者为营，浊者为卫，营行脉中，卫行脉外，一

① 巧历　精通历算者。

日一夜，周身五十。

脉中之血，其名曰营，血中之气，是曰营气，营气在脉，随宗气而行。谷精之化营气，其大气之抟而不行者，积于胸中，命曰宗气，宗气者，所以贯心肺而行呼吸。营气之行，一息往来，盖血之动，气鼓之也。人一呼脉再动，一吸脉再动，呼吸定息，脉五动，闰以太息，脉六动。一动脉行一寸，六动脉行六寸。《灵枢·脉度》：手之六阳，从手至头，长五尺，五六三丈。手之六阴，从手至胸中，三尺五寸，三六一丈八尺，五六三尺，合二丈一尺。足之六阳，从足至头，八尺，六八四丈八尺。足之六阴，从足至胸中，六尺五寸，六六三丈六尺，五六三尺，合三丈九尺。跻脉从足至目，七尺五寸，二七一丈四尺，二五一尺，合一丈五尺。督脉、任脉，各四尺五寸，二四八尺，二五一尺，合九尺。凡都合一十六丈二尺，此气之大经隧也。平人一日一夜一万三千五百息，上下、左右、前后二十八脉，以应二十八宿。周天二十八宿，宿三十六分，一日之度，一千八分。漏水下百刻，以分昼夜，每刻一百三十五息。一息气行六寸，十息气行六尺，一百三十五息，人气半周于身，脉行八丈一尺，下水一刻，日行十分。二百七十息，气行十六丈二尺，是谓一周，下水二刻，日行二十分。五百四十息，人气再周于身，脉行三十二丈四尺，下水四刻，日行四十分。二千七百息，人气十周于身，脉行一百六十二丈，下水二十刻，日行五宿二十分。一万三千五百息，人气五十营于身，脉行八百一十丈，水下百刻，日行二十八宿，一千八分。

营气之行，常于平旦寅时，从手太阴之寸口始，以肺主气而朝百脉也。自手之太阴阳明注足之阳明太阴，手之少阴太阳注足之太阳少阴，手之厥阴少阳注足之少阳厥阴，即经脉之行次也，终于两跻督任，周而复始，阴阳相贯，如环无端。昼夜五十周毕，明日寅时，又会于气口，此营气之度也。

卫气者，不随宗气，而自行于脉外，昼行阳经二十五周，夜行阴藏二十五周。其行于阳也，常于平旦寅时从足太阳之睛明始。睛明者，目之内眦。《灵枢·卫气》：平旦阴昼，阳气出于目，目张则气上行于头，循项，下足太阳，至小指之端。其散者，别于目内眦，下手太阳，至小指之端。其散者，别于目锐眦，下足少阳，至小指次指之端。以上循手少阳之分侧，下至名指之端。别者，至耳前，合于颔脉，注足阳明，下至跗上，入中指之端。其散者，从耳下下手阳明，入次指之端，其至于足也，入足心，出内踝，下足少阴。阴跻者，足少阴之别，属于目内眦，自阴跻而复合于目，交于足太阳之睛明，是谓一周。

岁有十二月，日有十二辰，子午为经，卯酉为纬。日行二十八宿，而一面七星，四七二十八星。房昴为纬，虚张为经。房至毕为阳，昴至心为阴，阳主昼，阴主夜。夜半为阴陇，鸡鸣而阴衰，平旦阴尽，而阳受气矣，日中为阳陇，日西而阳衰，日入阳尽，而阴受气矣。

太阴主内，太阳主外，卫气至阳而起，至阴而止，各行二十五度，分为昼夜。日行一舍，人气行一周于身与十分身[①]之八。日行二舍，人气行三周于身与十分身之六。日行三舍，人气行[②]五周于身与十分身之四。日行四舍，人气行[③]七周于身与十分身之二。日行五舍，人气行于身九周。日行六舍，人气行于身十周与十分身之八。日行七舍，人气行于身十二周与十分身之六。日行十四舍，人气二十五周于身与十分之身之二，阳尽于阴，阴受气矣。

其入于阴也，常从足少阴注于肾，肾注于心，心注于肺，肺注于肝，肝注于脾，脾复注于肾，为一周。夜行一舍，人气行于阴藏一周与十分藏之八。夜行十四舍，人气行于阴藏二十五周与十分藏之二，从肾至少阴之经，而复合于目。

阴阳一日一夜各行二十五周而有奇分，在身得十分身之二，在藏得十分藏之二，合得十分之四。从房至毕十四舍，水下五十刻，日行半度，卫气出于阳则寤，从昴至心十四舍，水下五十刻，卫气入于阴则寐。人之所以卧起之

---

① 身 原脱，诸本均同，据《灵枢经·卫气行篇》、《灵枢悬解·卫气行》补。

② 行 原脱，诸本均同，据《灵枢经·卫气行篇》、《灵枢悬解·卫气行》补。

③ 行 原脱，诸本均同，据《灵枢经·卫气行篇》、《灵枢悬解·卫气行》补。

时有早晏者，奇分不尽数也。此卫气之度也。

三十难言营卫相随，盖相随之义，如日月之度，虽不同道，而并行不悖也。营自起于宗气，卫自起于睛明，营则阴阳相间，卫则夜阴昼阳。起止不同，道路各异，非同行于一经之谓也。

藏候解

人秉五气，是生藏府。受气不同，藏府亦别，强弱殊质，邪正异性，感而生病，千变不一。藏府幽深，人不能见，而相形察色，可以外候也。《灵枢·本藏》：藏府者，所以参天地而副阴阳，运四时而化五节。五藏固[1]有小大、高下、坚脆、端正、偏倾，六府亦有小大、长短、厚薄、结直、缓急，吉凶善恶之殊，由此分焉。

心小则藏安，邪弗能伤，易伤以忧，大则忧不能伤，易伤于邪，高则满于肺中，悗而善忘，难开以言，下则易伤于寒，易恐于言，坚则藏安守固，脆则善病消瘅、热中，端正则和利难伤，偏倾则操持不一，无守司也。肺小则藏安少饮，不病喘喝，大则多饮，善病胸痹、喉痹、逆气，高则上气肩息、咳，下则居贲迫肝[2]，善胁下痛，坚则不病咳上气，脆则善病消瘅易伤，端正则和利难伤，偏倾则胸

① 固　原作“因”，诸本均同，形近之误，据《灵枢经·本藏篇》、《灵枢悬解·本藏》改。

② 肝　原作“肺”，形近之误，据闽本及上下文义改。

偏痛也。肝小则藏安，无胁下之病，大则逼胃迫咽，苦膈中，且胁下痛，高则上支贲切，胁悗为息贲，下则逼胃，胁下空而易受邪，坚则藏安难伤，脆则善病消瘅易伤，端正则和利难伤，偏倾则胁下痛也。脾小则藏安，难伤于邪，大则苦凑䏚而痛，不能疾行，高则䏚引季胁而痛，下则下加于大肠，而藏苦受邪，坚则藏安难伤，脆则善病消瘅易伤，端正则和利难伤，偏倾则善满善胀也。肾小则藏安难伤，大则善病腰痛，不可以俯仰，易伤以邪，高则苦背膂痛，不可以俯仰，下则腰尻痛，不可以俯仰，为狐疝，坚则不病腰背痛，脆则善病消瘅易伤，端正则和利难伤，偏倾则苦腰尻痛也。凡此二十五变者，人之所以强弱不同也。

赤色小理者，心小，粗理者，心大，无髃骬者，心高，髃骬小短举者，心下，髃骬长者，心下坚，髃骬弱小以薄者，心脆，髃骬直下不举者，心端正，髃骬倚一方者，心偏倾也。白色小理者，肺小，粗理者，肺大，巨肩反膺陷喉者，肺高，合腋张胁者，肺下，好肩背厚者，肺坚，肩背薄者，肺脆，背膺厚者，肺端正，胁偏疏者，肺偏倾也。青色小理者，肝小，粗理者，肝大，广膺反骹者，肝高，合胁兔骹者，肝下，胸胁好者，肝坚，胁骨弱者，肝脆，膺腹好相得者，肝端正，胁骨偏举者，肝偏倾也。黄色小理者，脾小，粗理者，脾大，揭唇者，脾高，唇下纵者，脾下，唇坚者，脾坚，唇大而不坚者，脾脆，唇上下好者，脾端正，唇偏举者，脾偏倾也。黑色小理者，肾小，粗理者，肾大，高耳者，肾高，耳后陷者，肾下，耳坚者，肾坚，耳薄不坚者，肾脆，耳好前居牙车者，肾端正，耳偏倾者，肾偏倾也。

五藏皆小者，少病，苦焦心，大愁忧，皆大者，缓于事，难使以忧，皆高者，好高举措，皆下者，好出人下，皆坚者，无病，皆脆，不离于病，皆端正者，和利得人心，皆偏倾者，邪心而善盗，不可以为人平，反覆言语也。

六府之应，肺合大肠，大肠者，皮其应也。心合小肠，小肠者，脉其应也。肝合胆，胆者，筋其应也。脾合胃，胃者，肉其应也。肾合三焦膀胱，三焦膀胱者，腠理毫毛其应也。肺应皮，皮厚者，大肠厚，皮薄者，大肠薄，皮缓腹裹[①]大者，大肠大而长，皮急者，大肠急而短，皮滑者，大肠直，皮肉不相离者，大肠结也。心应脉，皮厚者，脉厚，脉厚者，小肠厚，皮薄者，脉薄，脉薄者，小肠薄，皮缓者，脉缓，小肠大而长，皮薄而脉冲小者，小肠小而短，诸阳经脉皆多纡屈者，小肠结也。脾应肉，肉䐃坚大者，胃厚，肉䐃么者，胃薄，肉䐃小而么者，胃不坚，肉䐃不称身者，胃下，胃下者，下管约不利，肉䐃不坚者，胃缓，肉䐃无小理累者，胃急，肉䐃多小理累者，胃结，胃结者，上脘约不利也。肝应爪，爪厚色黄者，胆厚，爪薄色红者，胆薄，爪坚色青者，胆急，爪濡色赤者，胆缓，

① 裹　原作“里”，形近之误，据闽本、集成本改。

爪直色白无约者，胆直，爪恶青黑多纹者，胆结也。肾应骨，密理厚皮者，三焦膀胱厚，粗理薄皮者，三焦膀胱薄，疏腠理者，三焦膀胱缓，皮急而无毫毛者，三焦膀胱急，毫毛美而粗者，三焦膀胱直，稀毫毛者，三焦膀胱结也。

《灵枢·师传》：五藏者，心为之主，缺盆为之道，𩩲骨有余，以候𩪔骬。肺为之盖，巨肩陷喉，候见其外。肝者主为将，使之候外，欲知坚脆，视目小大。脾者主为卫，使之迎粮，视唇舌好恶，以知吉凶。肾者主为外，使之远听，视耳好恶，以知其性。六府者，胃为之海，广颏，大颈，张胸，五谷乃容。鼻隧以长，以候大肠。唇厚，人中长，以候小肠。目下裹大，其胆乃横。鼻孔在外，膀胱漏泄。鼻柱中央起，三焦乃约。此五藏六府之外候也。凡官骸美恶，胥禀藏气，生死寿夭，不外乎此。

《灵枢·五色》：明堂者，鼻也。阙者，眉间也。庭者，颜也。蕃者，颊侧也。蔽者，耳门也。五官之位，其间欲方大，去之十步，皆见于外，如是者，寿必中百岁。故五官以辨，阙庭以张，明堂广大，蕃蔽见外，方壁高基，引垂居外，寿考之征也。若五官不辨，阙庭不张，小其明堂，蕃蔽不见，又卑墙基，墙下无基，垂角去外，如是者，虽平常殆，加之以疾，百不一生也。

《灵枢·天年》：五藏坚固，血脉和调，肌肉解利，皮肤致密，营卫之行，不失其常，呼吸微徐，气以度行，六府化谷，津液布扬，各如其常，故能长久。使道隧以长，墙基高以方，通调营卫，三部三里起，骨高肉满，百岁乃得终。五藏不坚，使道不长，空外以张，喘息暴疾，又卑墙基薄，脉少血，其肉不石，故中寿而尽也。

《灵枢·寿夭刚柔》：形与气相任则寿，不相任则夭。皮与肉相果则寿，不相果则夭。形充而皮肤缓者则寿，急者则夭。形充而顴不起者骨小，骨小则夭。形充而䐃肉坚者肉坚，肉坚则寿，䐃肉不坚者肉脆，肉脆则夭。墙基卑，高不及其地者，不满三十而死，其有因加疾者，不及二十而死也。平人而气胜形者寿，病而形肉脱，气胜形者死，形胜气者微矣。此即官骸以测寿夭之法也。

经脉十二，根于藏府，而一身毛发，又秉经气而生，观之可以知血气之盛少焉。《灵枢·阴阳二十五人》：足三阳之上者，皆行于头，阳明之经，其荣髯也，少阳之经，其荣须也，太阳之经，其荣眉也，血气盛则美而长，血气少则恶而短。三经之下者，皆循阴器而行于足。阳明之血气盛，则下毛美长，血气少则无毛，足指少肉而善寒。少阳之血气盛，则胫毛美长，外踝毛坚而厚。太阳之血气盛，则跟肉满而踵坚，血气少则跟瘦而善转筋。手三阳之上者，亦行于头。阳明之经，其荣髭也，少阳之经，其荣眉也，太阳之经，其荣须也，血气盛则美而长，血气少则恶而短。三经之下者，皆循臂臑[①]而行于手，血气盛则掌肉充满而

① 臑　原作“胻”，诸本均同，据手三阳经循行部位改。

温，血气少则掌瘦以寒。阳明之血气盛，则腋下之毛美。少阳之血气少，则手瘦而多脉。知皮毛则知经脉，知经脉则知藏府，表里一气，内外合符，察微洞幽，不逾迹象，此亦精义入神之事也。

卷二

五色解

上工望而知之，中工问而知之，下工切而知之。六十一难：望而知之谓之神，闻而知之谓之圣，问而知之谓之工，切而知之谓之巧。神圣工巧，优劣悬殊，故四诊之中，首推望色。

四十九难：肝主色，自入为青，入心为赤，入脾为黄，入肺为白，入肾为黑。五色者，五藏之气所发，故五藏在中，上结五官，外现五色。肝官于目，心官于舌，脾官于口，肺官于鼻，肾官于耳。病生五藏，则色现五官。《灵枢·五阅五使》：肝病者眦青，心病者舌短颧赤，脾病者唇黄，肺病者喘息鼻张，肾病者颧与颜黑。《灵枢·五色》：青黑为痛，黄赤为热，白为寒。

五官之中，尤重明堂，明堂骨高以起，平以直，润泽以清，真色以致，病色不见，则五藏安和，壮盛无疾，骨陷色夭，则五藏不安，诸病乃作。不第五藏，凡六府、四肢、百节，病则色征于面，按部而发。《灵枢·五色》：五藏次于中央，六府挟其两侧，首面上于阙庭，王宫在于下极。庭者，首面也。阙上者，咽喉也。阙中者，肺也。下极者，心也。直下者，肝也。肝左者，胆也。下者，脾也。方上者，胃也。中央者，大肠也。挟大肠者，肾也。当肾者，脐也。面王以上者，小肠也。面王以下者，膀胱子处也。此藏府之现于面部者也。颧者，肩也。颧后者，臂也。臂下者，手也。目内眦上者，膺乳也。挟绳而上者，背也。循牙车以下者，股也。中央者，膝也。膝以下者，胫也。当胫以下者，足也。巨分者，股里也。巨屈者，膝膑也。此肢节之现于面部者也。

左右殊方，男女异位。浮泽为外，沉浊为内，察其浮沉，以知浅深，察其泽夭，以观成败，察其散抟，以知远近。视色上下，以知病处，其色上行者，病益甚，其色下行，如云彻散者，病方已，色从外走内者，病从外走内，色从内走外者，病从内走外。其相乘制也，肾乘心，心先病，肾为应。他皆如是也。

《素问·玉机真藏论》：形气相得，谓之可治，色泽以浮，谓之易已，形气相失，谓之难治，色夭不泽，谓之难已。“三部九候论”：五藏已败，其色必[1]夭，夭则死矣。《灵枢·本神》：心怵惕思虑则伤神，神伤则恐惧自失，破䐃脱肉，毛悴色夭，死于冬。脾盛怒而不解则伤意，意伤

---

① 必 原作“不”，诸本均同，据《素问·玉机真藏论》、《素问悬解·玉机真藏论》改。

则悗乱，四肢不举，毛悴色夭，死于春。肝悲哀动中则伤魂，魂伤则狂妄不精，阴缩而筋挛，筋骨不举，毛悴色夭，死于秋。肺喜乐无极则伤魄，魄伤则狂，意不存人，皮革焦，毛悴色夭，死于夏。肾忧愁而不止则伤志，志伤则喜忘其前言，腰脊不可以俯仰，毛悴色夭，死于季夏。

五藏之外，兼审经脉。“诊要经终论”：太阳之脉其终也，戴眼，反折，瘛疭，其色白，绝汗乃出，出则死矣。少阳终者，百节皆纵，目睘绝系，绝系一日半死，其死也，色先青白，乃死矣。阳明终者，口目动作，善惊，妄言，色黄，其上下之经盛而不行则终矣。少阴终者，面黑，齿长而垢，腹胀闭，上下不通而终矣。太阴终者，腹胀闭，不得息，善噫善呕，呕则逆，逆则面赤，不逆则上下不通，面黑，皮毛焦而终矣。厥阴终者，中热，嗌干，善溺，心烦，甚则舌卷，卵上缩而终矣。此十二经之终也。《灵枢·经脉》：手太阴气绝则皮毛焦，太阴者，行气温于皮毛，皮毛焦则津液去，皮节伤，爪枯毛折，毛折者，毛先死，丙笃丁死，火胜金也。手少阴气绝则脉不通，脉不通则血不流，血不流则色不泽，其面黑如漆柴者，血先死，壬笃癸死，水胜火也。足太阴气绝则脉不荣其唇舌，唇舌者，肌肉之本也，脉不荣则肌肉软却，舌萎，人中满，人中满则唇反，唇反者，肉先死，甲笃乙死，木胜土也。足少阴气绝则骨枯，少阴者，伏行而濡于骨髓，骨髓不濡，则肉不着骨，骨肉不相亲，则肉软而却，故齿长而垢，发无润泽，发无润泽者，骨先死，戊笃己死，土胜水也。足厥阴气绝则筋绝，筋者，聚于阴器而络于舌本，脉弗荣则筋急，引卵与舌，唇青舌卷卵缩，则筋先死，庚笃辛死，金胜木也。五阴气俱绝则目系转，转则目运，目运者，志先死，志先死，则远一日半死矣。六阳气俱绝则阴与阳相离，离则腠理发泄，绝汗乃出，大如贯珠，转出不流，旦占夕死，夕占旦死矣。

经脉之外，兼察络脉。经脉十二者，伏行分肉之间，深而不见，其常见者，手太阴过外踝之上，无所隐故也。诸脉之浮而常见者，皆络脉也。凡诊络脉，青则寒且痛，赤则有热。胃中寒，手鱼之络多青矣，胃中有热，鱼际络赤，其暴黑者，留久痹也，其有赤有黑有青者，寒热气也，其青短者，少气也。《灵枢·论疾诊尺》：耳间青脉起者，掣痛。"平人气象论"：臂多青脉，曰脱血。"经络论"：经有常色而络无常变也，阴络之色应其经，阳络之色变无常，随四时而行也，寒多则凝涩，凝涩则青黑，热多则淖泽，淖泽则黄赤也。

经脉之外，兼观眸子。"脉要精微论"：精明五色者，气之华也。赤欲如白裹珠①，不欲如赭。白欲如鹅羽，不欲如盐。青欲如苍璧之泽，不欲如蓝。黄欲如罗裹雄黄，不欲如黄土。黑欲如重漆色，不欲如地苍。夫精明者，所以

① 珠 通"朱"。

别白黑，观长短，以白为黑，以长为短，如是则精衰，精衰则神败，寿命不久矣。“三部九候论”：目眶陷者死，神败故也。“五藏生成论”：凡相五色之奇脉，面黄目青，面黄目赤，面黄目白，面黄目黑者，皆不死也。面青目赤，面赤目白，面青目黑，面黑目白，面赤目青，皆死也。“论疾诊尺”：目赤色者病在心，白在肺，青在肝，黄在脾，黑在肾。黄色不可名者，病在胸中。诊目痛，赤脉从上下者，太阳病，从下上者，阳明病，从外走内者，少阳病。诊寒热瘰疬，赤脉上下至瞳子，见一脉，一岁死，见一脉半，一岁半死，见二脉，二岁死，见二脉半，二岁半死，见三脉，三岁死。“四时气”曰：观其色，察其目，知其散复者，视其目色，以知病之存亡也。

盖色者，藏府经络之外荣，一病见则一色应。《素问·评热病论》：诸有水者，微肿先见于目下也。《灵枢·水胀》：水始起也，目窠上微肿，如新卧起之状，腹胀，身皆大，大与肤胀等也。“论疾诊尺”：目痛而色微黄，齿垢黄，爪甲上黄，黄疸也。《灵枢·五色》：男子色在于面王，为小腹痛，下为卵痛，其圜直为茎痛，高为本，下为首。女子色在于面王，为膀胱子处之病，散为痛，抟为聚。赤色见于颧，大如拇指，病虽小愈，必卒死。黑色出于庭，大如拇指，必不病而卒死。《大要》以浮泽为生，沉夭为死。“五藏生成论”：青如翠羽者生，赤如鸡冠者生，黄如蟹腹者生，白如豕膏者生，黑如乌羽者生，此五色之见生也。

青如草兹者死，赤如衃血者死，黄如枳实者死，黑如炲者死，白如枯骨者死，此五色之见死也。凡精神之舒惨，气血之通塞，无不征之于色，病色一见，则上工一望而知。子长谓越人饮上池而见五藏，非解者之言矣。

五声解

《素问·三部九候论》：五色微诊，可以目察，五藏相音，可以意识。声者，气之所发，气者，肺之所司，《关尹子》：金坚故实为五声也。“六节藏象论”：五气入鼻，藏于心肺，上使五色修明，音声能彰。“五藏别论”：心肺有病，鼻为之不利。《灵枢·本神》：肺气虚则鼻塞不利，少气，实则喘喝，胸盈仰息。故肺病则见之于气，气病则见之于声。然五藏皆有气，则五藏皆有声，气司于肺，而传于五藏，则为五气，发于五藏，则为五音。闻声而五音以辨，则五藏攸分矣。

四十九难：肺主声，入肝为呼，入心为言，入脾为歌，入肾为呻，自入为哭。盖人秉五气，而生五藏，五气所发，是谓五声。肝秉木气，在音为角，在志为怒，在声为呼。心秉火气，在音为徵，在志为喜，在声为笑。脾秉土气，在音为宫，在志为忧，在声为歌。肺秉金气，在音为商，在志为悲，在声为哭。肾秉水气，在音为羽，在志为恐，在声为呻。“宣明五气论”：五气所病，心为噫，肺为咳，肝为语，脾为吞，肾为欠为嚏，胃为气逆为哕为恐。《灵枢·经脉》：足阳明病则洒洒恶寒，苦呻数欠。足太阴病则呕，胃脘痛，腹胀善噫。足少阴病则饥不欲食，咳唾则有血，喝喝而喘。足少阳病则口①苦，善太息，面微有尘，体无膏泽。“阴阳别论”：二阳一阴发病，主惊骇背痛，善噫，若欠，名曰风厥。《灵枢·口问》：寒气客于胃，厥逆上下散，复出于胃，故为噫。卫气昼行于阳，夜行于阴，行阳则寤，行阴则寐。阳者主上，阴者主下，阴气积于下，阳气未尽，阳引而上，阴引而下，阴阳相引，故数欠。阳气和利，满于心，出于鼻，故为嚏。谷入于胃，胃气上注于肺，今有故寒气与新谷气俱还入于胃，新故相乱，真邪相攻，气并相逆，复出于胃，故为哕。阴气盛而阳气虚，阴气疾而阳气徐，故为唏。忧思则心系急，心系急则气道约，约则不利，故太息以伸出之。呻者，肾之声也，而亦见于足阳明者，水胜而侮土也。噫者，脾之声也，而亦见于手少阴者，子病则传母也。《素问·脉解》：太阴所谓上走心而噫者，阴盛而上走于阳明，阳明络属心，故上走心为噫也。喘咳者，肺之声也，而亦见于足少阴者，子病而累母也。二阳者，手足阳明，一阴者，手之厥阴也，肝胆主惊，此则土金木火发病皆主惊骇者，手之阳明则金胜木，足之阳明则木胜土，手之厥阴则子传母也。欠者，肾之声也，

① 口　原作“舌”，诸本均同，据《灵枢经·经脉篇》、《灵枢悬解·经脉》改。

水灭火则见于手厥阴，侮土则见于足阳明，传子则见于足厥阴，传母则见于手阳明也。而诸声之中，莫重于哕。《素问·三部九候论》：若有七诊之病，其脉候亦败者，死矣，必发哕噫。“宝命全形论”：弦绝者，其音嘶败。木敷者，其叶发，病深者，其声哕。

凡声不离气，气之方升而未升则其声怒，气之方降而未降则其声悲，气之已降则其声恐，气之已升则其声喜。气壮则声宏，气怯则声细，气塞则沉郁而不扬，气散则浮飘而不归，气滑利则流畅而敏给，气结滞则梗涩而迟发。阳气盛则清而长，阴气盛则浊而促。“阴阳应象论”：视喘息，听声音，而知所苦，良工闻声而知病者，以气寓于声也。

然气也，而神传之矣。《灵枢·忧恚无言》：咽喉者，水谷之道也。喉咙者，气之所以上下也。会厌者，音声之户也。口唇者，音声之扇也。舌者，音声之机也。悬雍者，音声之关也。颃颡者，分气之所泄也。横骨者，神气所使，主发舌者也。厌小而薄，则开阖利，其出气疾，厌大而厚，则开阖难，其出气迟，而气之所以迟疾，则神之所使也。

“脉要精微论”：五藏者，中之守也。中盛藏满，声如从室中言，是中气之湿也。言而微，终日乃复言者，此夺气也。衣被不敛，言语善恶不避亲疏者，此神明之乱也。得守者生，失守者死，故阳虚而见谵言，百无一生，神败故也。

古之言音者，于铎鼓琴瑟无情之物，而情达焉。聪者审音知其情状而悉其善恶，以声通乎气而气通于神也。况人以神气之激荡发为五声，较之丝竹金石更近自然。陆士衡《文赋》：思涉乐，其必笑，方言哀，而已叹。《邓析子》：体痛者，口不能不呼，心悦者，颜不能不笑。《庄子》：强哭者，虽悲不哀，强亲者，虽笑不和。故语可伪也，而声不可伪，神气之默喻也。由五声而知五气，由五气而测五神，《谭子》所谓语不灵而声灵也。

问法解

《灵枢·师传》：临病人问所便。中暑消瘅则便寒，寒中之属则便热。问居四诊之一，中工用药，寒热不失，全凭此法。药之寒热，一违病人所便，则药下而病增矣。但寒热有上下，病人所便，自有正反。凡上热下寒，口嗜寒冷，及其入腹而痛满泄利者，便于上而不便于下也。从其上之便而违其下之不便，是为庸工。

其寒热之上下，厥有外候，胃中热则消谷，令人悬心善饥，脐以上皮热，肠中热则出黄如糜，脐以下皮热。胃中寒则腹胀，肠中寒则肠鸣飧泄。胃中寒，肠中热，则胀而不泄，胃中热，肠中寒，则疾饥，小腹痛胀，飧泄。《灵枢·论疾诊尺》：肘所独热者，腰以上热。手所独热者，腰以下热。肘前独热者，膺前热，肘后独热者，肩背热。臂中独热者，腰腹热。掌中热者，腹中热，掌中寒者，腹中寒。凡身热而肢寒者，土败阳亏，不能行气于四肢也。头热而足寒者，土败火泄，不能下蛰于癸水也。朝凉而暮热者，日夕阴盛而阳气不藏也。发热而恶寒者，表闭经郁而阳气不达也。阳郁不发，则生外寒，外寒者，容①有内热，阳泄不归，则生外热，外热者，多有内寒。此藏府寒热之外候也。

问其身上之寒热，问其饮食所便之寒热，参之则无微不彰矣。饮食者，藏府所消受也。脾以湿土主令，胃从燥金化气，燥湿均平，则脾升而善消，胃降而善受。食而不饥者，能受不能消也，饥而不食者，能消不能受也。喜吞干燥者，水旺而土湿也，嗜啖滋润者，火盛而土燥也。食宿不能化者，太阴之湿增也，食停而不消者，阳明之燥减也。早食而困倦者，阳衰而湿旺也，晚饭而胀满者，阴盛而燥虚也。水谷下咽而胸膈壅塞者，胃逆而不降也，饮食入胃而脐腹郁闷者，脾陷而不升也。胃逆而甲木上遏，则胸胁生痛，脾陷而乙木下抑，则脐肋作痛。甲木刑胃则生呕吐，呕吐者，胃逆而不受也，乙木贼脾则生泄利，泄利者，脾陷而不消也。

水之难化，较甚于谷。水谷消磨，化而为气，上归肺部，气降津生，由经络而渗膀胱，是为小便。水注于前，则谷传于后而大便坚硬。阳衰土湿，但能化谷，不能化水，

① 容 当也。

水谷并入于二肠，故大便利而小便涩。木性上达，水盛土湿，脾气下陷，抑乙木升达之性，郁怒冲突，则生痛胀，冲而莫达，则下决谷道而为溏泄。小便之利，木泄之也，水入二肠而不入膀胱，故乙木下泄，但能开其谷道，不能开其水道，水道不通，短涩而黄赤者，土湿木陷而不能泄也。淋沥之家，小便偏涩，噎嗝之家，大便偏塞，虽溺色红浊，粪粒坚小，而实缘脾土湿寒，木郁不能疏泄，郁陷而生风热，传于下窍，无关于中焦也。

庚桑子：人郁则为病。中气堙塞，四维莫运，由是而蒸为五气，瘀为五味，淫为五液，发为五声，征为五色，感为五情。臊者，肝之气也，焦者，心之气也，香者，脾之气也，腥者，肺之气也，腐者，肾之气也。酸者，肝之味也，苦者，心之味也，甘者，脾之味也，辛者，肺之味也，咸者，肾之味也。泪者，肝之液也，汗者，心之液也，涎者，脾之液也，涕者，肺之液也，唾者，肾之液也。呼者，肝之声也，笑者，心之声也，歌者，脾之声也，哭者，肺之声也，呻者，肾之声也。青者，肝之色也，赤者，心之色也，黄者，脾之色也，白者，肺之色也，黑者，肾之色也。怒者，肝之情也，喜者，心之情也，忧者，脾之情也，悲者，肺之情也，恐者，肾之情也。

寤寐者，阴阳之动静也。卫气昼行于六经，则阳动而为寤，夜行于五藏，则阴静而为寐。而卫气之出入，司之中气，阳衰土湿，阳明不降，则卫气升逆而废眠睡。卫秉金气，其性收敛，收敛失政而少阳不蛰，则胆木虚飘而生惊恐。虚劳之家，惊悸不寐者，土败而阳泄也。

痛痒者，气血之郁塞也。经络壅滞，气阻而不行，则为痛，行而不畅，则为痒。内外感伤诸病，筋脉痛楚而皮肤瘙痒者，皆经气之闭痹也。

一证之见，必有至理，内而五藏六府，外而四肢九窍，凡寒热痛痒，饮食寤寐，声色臭味，情志形神之类，质问详悉，合而审焉，病如洞垣矣。问法在于善解，解极其彻，则问致其详，不解者，不能问也。

诊法解

《素问·脉要精微论》：诊法常以平旦，阴气未动，阳气未散，饮食未进，经脉未盛，络脉调匀，气血未乱，故乃可诊有过之脉。

上古诊有三法，一则三部九候，以诊周身，一则气口人迎，以候阴阳，一则但诊气口，后世之所宗也。“三部九候论”：人有三部，脉有三候，三候者，有天有地有人也。上部天，两额之动脉，足少阳之颔厌。上部地，两颊之动脉，足阳明之地仓、大迎。上部人，耳前之动脉。手少阳之和髎。中部天，手太阴也，太渊、经渠，即寸口之动脉。中部地，手阳明也，合谷，在大指次指歧骨之间。中部人，手少阴也，神门，在臂内后廉，掌后锐骨之间。下部天，足厥阴也，五里，在毛际外，羊矢下一寸陷中。女子取太冲，在大指本节后二寸陷中。下部地，足少阴也，太溪，在内踝后，跟骨上陷中。下部人，足太阴也。箕门，在五里下，鱼腹上。胃气则候于阳明之冲阳，在足跗上，即仲景所谓趺阳也。下部之天以候肝，地以候肾，人以候脾胃之气。中部之天以候肺，地以候胸中之气，人以候心。上部之天以候头角之气，地以候口齿之气，人以候耳目之气。察九候独小者病，独大者病，独疾者病，独迟者病，独热者病，独寒者病，独陷下者病，所谓七诊也。七诊虽见，九候不从者，不死。若有七诊之病，其脉候亦败者，死。三部九候皆相失者，死。中部乍数乍疏者，死。九候之脉，皆沉细弦绝者为[1]阴，以夜半死，躁盛喘数者为阳，以日中死。“气交变论”：岁木太过，风气流行，脾土受邪，冲阳绝，死不治。岁火太过，炎暑流行，肺金受邪，太渊绝，死不治。岁土太过，雨湿流行，肾水受邪，太溪绝，死不治。岁金太过，燥气流行，肝木受邪，太冲绝，死不治。岁水太过，寒气流行，心火受邪，神门绝，死不治。是皆三部九候之法也。

气口者，手太阴之经，鱼际下之动脉。人迎者，足阳明之经，结喉旁之动脉。气口，藏脉，藏阴盛则气口大于人迎，虚则小于人迎。人迎，府脉，府阳盛则人迎大于寸口，虚则小于寸口。《灵枢·九针十二原》：气口候阴，人迎候阳。阳明行气于三阳，故以之候表，太阴行气于三阴，

① 为 原脱，据蜀本、后文“躁盛喘数者为阳”补。

故以之候里。《灵枢·禁服》：寸口主中，人迎主外，春夏人迎微大，秋冬寸口微大，如是者，命曰平人。人迎大一倍于寸口，病在足少阳，一倍而躁，在手少阳。人迎二倍，病在足太阳，二倍而躁，在手太阳。人迎三倍，病在足阳明，三倍而躁，在手阳明。盛则为热，虚则为寒，紧则痛痹，代则乍甚[①]乍间。人迎四倍，且大且数，名曰溢阳，溢阳为外格，死不治。寸口大一倍于人迎，病在足厥阴，一倍而躁，在手心主。寸口二倍，病在足少阴，二倍而躁，在手少阴。寸口三倍，病在足太阴，三倍而躁，在手太阴。盛则胀满寒中食不化，虚则热中出糜少气溺色变，紧则痛痹，代则乍痛乍止。寸口四倍，且大且数，名曰溢阴，溢阴为内关，死不治。《灵枢·经脉》：人迎与脉口俱盛四倍以上，名曰关格，关格者，与之短期。《灵枢·五色》：人迎盛坚者，伤于寒，气口盛坚者，伤于食。以伤食则藏郁于里，故气口盛坚，伤寒则经郁于表，故人迎盛坚也。

但诊气口者，《灵枢·经脉》：经脉者，常不可见也，其虚实也，以气口知之。缘肺朝百脉，十二经之脉气，皆朝宗于肺脉。寸口者，脉之大会，一日一夜，脉行五十度，平旦而复会于寸口。肺主气，经脉之动者，肺气鼓之也。肺气行于十二经中，故十二经之盛衰，悉见于寸口，此气

---

① 甚　原作“盛”，诸本均同，音近之误，据《灵枢经·禁服》、《灵枢悬解·禁服》改。

口之所以独为五藏主也。寸口在鱼际之分，关上在太渊之分，尺中在经渠之分，即三部九候论所谓中部天也。“脉要精微论”：尺内两旁，则季胁也，尺外以候肾，尺里以候腹。中附上，左外以候肝，内以候膈，右外以候胃，内以候脾，两关部也。上附上，右外以候肺，内以候胸中，左外以候心，内以候膻中，两寸部也。前以候前，后以候后。上竟上者，胸喉中事也，下竟下者，少腹腰股膝胫足中事也。关前为阳，关后为阴，阳者主上，阴者主下。凡脉气上行者，病见于上，脉气下行者，病见于下。手之三阳，自手走头，大小肠位居至下而脉则行于至上，故与心肺同候于两寸。庸医乃欲候大小肠于两尺，不通之至！越人十难一脉十变之义，十八难尺寸三部之法，气口脉法之祖也，下士不解，是以妄作如此。

气口之中，又有但诊尺脉之法，《灵枢》垂“论疾诊尺”之篇，曰：审其尺之缓急小大滑涩，肉之坚脆，而病形定矣。盖观上可以知下，察下可以知上，所谓善调寸者，不待于尺，善调尺者，不待于寸也。

人与天地相参也，天地之气，四时迭运，人之脉气，与之息息相应，毫发不爽，故春之脉升，夏之脉浮，秋之脉降，冬之脉沉。“宣明五气”：肝脉弦，心脉钩，脾脉代，肺脉毛，肾脉石。“脉要精微论”：天地之变，阴阳之应，彼春之暖为夏之暑，彼秋之忿为冬之怒。四变之动，脉与之上下，以春应中规，夏应中矩，秋应中衡，冬应中权。

是故冬至四十五日，阳气微上，阴气微下，夏至四十五日，阴气微上，阳气微下。阴阳有时，与脉为期，期而相失，知脉所分，分之有期，故知死时。微妙在脉，不可不察，察之有纪，从阴阳始，始之有经，从五行生，生之有度，四时为宜。春日浮，如鱼之游在波，夏日在肤，泛泛乎万物有余，秋日下肤，蛰虫将去，冬日在骨，蛰虫周密，君子居室。“玉机真藏论”：春脉如弦，春脉者，肝也，东方木也，万物之所以始生也，其气来软弱轻虚而滑[①]，端直以长，故曰弦。反此者病，其来实而强，此谓太过，病在外，其来不实而微，此谓不及，病在中。太过则令人善怒，忽忽眩冒而颠疾，不及则令人胸痛引背，下则两胁胠满。夏脉如钩，夏脉者，心也，南方火也，万物之所以盛长也，其气来盛去衰，故曰钩。反此者病，其来盛去亦盛，此谓太过，病在外，其来不盛去反盛，此谓不及，病在中。太过则令人身热而肤痛，为浸淫，其不及则令人烦心，上见咳唾，下为气泄。秋脉如浮，秋脉者，肺也，西方金也，万物之所以收成也，其气来轻虚以浮，来急去散，故曰浮。反此者病，其来毛而中央坚，两旁虚，此谓太过，病在外，其来毛而微，此谓不及，病在中。太过则令人逆气而背痛，不及则令人喘，呼吸少气而咳，上气见血，下闻病音。冬

---

① 滑 原作“浮”，诸本均同，据《素问·脉要精微论》、《素问悬解·脉要精微论》改。

脉如营，冬脉者，肾也，北方水也，万物之所以合藏也，其气来沉以搏[1]，故曰营。反此者病，其来如弹石者，此谓太过，病在外，其去如数者，此谓不及，病在中。太过则令人解㑊，脊脉痛而少气不欲言，其不及则令人心悬如病饥，䏚中清，脊中痛，少腹满，小便变。脾脉者，土也，孤藏以灌四旁者也，善者不可见，恶者可见。其来如水之流者，此谓太过，病在外，如乌之喙者，此谓不及，病在中。太过则令人四肢不举，不及则令人九窍不通，名曰重强。“平人气象论”：平人之常气禀于胃，胃者，平人之常气也，人无胃气曰逆，逆者死。春胃微弦曰平，弦多胃少曰肝病，但弦无胃曰死，胃而有毛曰秋病，毛甚曰今病，藏真散于肝，肝藏筋膜之气也。夏胃微钩曰平，钩多胃少曰心病，但钩无胃曰死，胃而有石曰冬病，石甚曰今病，藏真通于心，心藏血脉之气也。长夏胃微软弱日平，弱多胃少曰脾病，但代无胃曰死，代乃脾之平脉，言随四时更代，与代止不同也。软弱有[2]石曰冬病，石甚曰今病，藏真濡于脾，脾藏肌肉之气也。秋胃微毛曰平，毛多胃少曰肺病，但毛无胃曰死，毛而有弦曰春病，弦甚曰今病，藏真高于肺，以行营卫阴阳也。冬胃微石曰平，石多胃少曰肾病，

---

① 搏　原作“抟”，形近之误，据闽本、蜀本、集成本、《素问·脉要精微论》、《素问悬解·脉要精微论》改。

② 有　原作“而”，诸本均同，据《素问·平人气象论》、《素问悬解·平人气象论》改。

但石无胃曰死，石而有钩曰夏病，钩甚曰今病，藏真下于肾，肾藏骨髓之气也。平心脉来，累累如连[1]珠，如循琅玕，曰心平，夏以胃气为本。病心脉来，喘喘连属，其中微曲，曰心病。死心脉来，前曲后居，如操带钩，曰心死。平肺脉来，厌厌聂聂，如落榆荚，曰肺平，秋以胃气为本。病肺脉来，不上不下，如循鸡羽，曰肺病。死肺脉来，如物之浮，如风吹毛，曰肺死。平肝脉来，软弱招招，如揭长竿末梢，曰肝平，春以胃气为本。病肝脉来，如循长竿，曰肝病。死肝脉来，急益劲，如新张弓弦，曰肝死。平脾脉来，和柔相离，如鸡践地，曰脾平，长夏以胃气为本。病脾脉来，实而盈[2]数，如鸡举足，曰脾病。死脾脉来，锐坚如乌[3]之喙，如鸟之距，如屋之漏，如水之流，曰脾死。平肾脉来，喘喘累累如钩，按之而坚，曰肾平，冬以胃气为本。病肾脉来，如引葛，按之益坚，曰肾病。死肾脉来，发如夺索，辟辟如弹石，曰肾死。诸死脉，皆真藏也。

“玉机真藏论”：大骨枯槁，大肉陷下，胸中气满，喘息不便，其气动形，期六月死，真藏脉见，乃与之期日。大骨枯槁，大肉陷下，胸中气满，喘息不便，内痛引肩项，

---

① 连　原作“环”，据闽本、集成本、《素问·平人气象论》、《素问悬解·平人气象论》改。

② 盈　原作“益”，诸本均同，形近之误，据《素问·平人气象论》、《素问悬解·平人气象论》改。

③ 乌　原作“鸟”，诸本均同，形近之误，据《素问·平人气象论》、《素问悬解·平人气象论》改。

期一月死，真藏见，乃与之期日[1]。大骨枯槁，大肉陷下，胸中气满，喘息不便，内痛引肩项，身热，脱肉破䐃，真藏脉见，十日之内死。大骨枯槁，大肉陷下，肩[2]髓内消，动作日衰，真藏未见，期一岁死，见其真藏，乃与之期日。大骨枯槁，大肉陷下，胸中气满，心中不便，腹内痛引肩项[3]，身热，破䐃脱肉，目眶陷，真藏见，目不见人，立死，其见人者，至其所不胜之时乃死。其脉绝不来，若人一呼五六至，其形肉不脱，真藏虽不见，犹死也。所谓不胜之时者，肝见庚辛死，心见壬癸死，脾见甲乙死，肺见丙丁死，肾见戊己死，是谓真藏见皆死。

人以水谷为本，故人绝水谷则死，脉无胃气亦死。所谓无胃气者，但得真藏脉，不见胃气也。所谓真藏脉者，真肝脉至，中外急，如循刀刃责责然，如按琴瑟弦，色青白不泽，毛折，乃死。真心脉至，坚而搏，如循薏苡子累累然，色赤黑不泽，毛折，乃死。真肺脉至，大而虚，如以毛羽中人肤，色白赤不泽，毛折，乃死。真脾脉至，弱而乍数乍疏，色黄青不泽，毛折，乃死。真肾脉至，搏而绝，如指弹石辟辟然，色黑黄不泽，毛折，乃死。诸真藏

---

① 大骨枯槁……乃与之期日　原脱，据闽本、《素问·玉机真藏论》、《素问悬解·玉机真藏论》改。

② 肩　原作“骨”，诸本均同，形近之误，据《素问·玉机真藏论》、《素问悬解·玉机真藏论》改。

③ 心中不便，腹内痛引肩项　原作“腹中痛，心中不便，肩项”，诸本均同，据改同上注。

脉见者，皆死不治也。五藏者，皆禀气于胃，胃者，五藏之本也。藏气者，不能自致于手太阴，各以其时自胃而至于手太阴。邪气胜者，精气衰也，病甚者，胃气不能与之俱至于手太阴，故真藏之气独见，独见者，病胜藏也，故曰死。

迟速者，阴阳自然之性也。人一呼脉再动，一吸脉再动，呼吸定息，脉五动，闰以太息，脉六动，命曰平人，平人者，不病也。阳性急，阴性缓，阳泄则脉数，阴凝则脉迟，数则为热，迟则为寒。十四难：一呼三至曰离经，一呼四至曰夺精，一呼五至曰死，一呼六至曰命绝，此至之脉也。一呼一至曰离经，二呼一至曰夺精，三呼一至曰死，四呼一至曰命绝，此损之脉也。

浮沉者，阴阳自然之体也。心肺俱浮，肾肝俱沉，浮而大数者，心也，浮而短涩者，肺也，沉而实坚者，肾也，沉而牢长者，肝也。五难：初持脉，如三菽之重，与皮毛相得者，肺部也，如六菽之重，与血脉相得者，心部也，如九菽之重，与肌肉相得者，脾部也，如十二菽之重，与筋平者，肝部也，按之至骨，举指来疾者，肾部也。阳主外，阴主内，阳泄则脉浮，阴凝则脉沉，浮为在表，沉为在里。病甚者，沉细夜加，浮大昼加，沉细夜死，浮大昼死。阴阳之理，彼此互根，阳位于上而根于下，阴位于下而根于上。阳盛者，下侵阴位而见沉数，不可以为阴旺，阴盛者，上侵阳位而见浮数，不可以为阳旺，是当参伍而尽变也。

代者，数疏之不调也。《灵枢·根结》：一日一夜五十营，以营五藏之精，不应数者，名曰狂生。五十动而不一代者，五藏皆受气，四十动一代者，一藏无气，三十动一代者，二藏无气，二十动一代者，三藏无气，十动一代者，四藏无气，不满十动一代者，五藏无气，与之短期。与之短期者，乍疏乍数也。乍疏乍数者，代更之象，与"宣明五气"之言代不同也。

呼吸者，气之所以升降也。四难：呼出心与肺，吸入肾与肝，呼吸之间，脾受谷味也，其脉在中。呼则气升于心肺，吸则气降于肾肝，一呼一吸，经脉五动之间，即可以候五藏。气不至于一藏，则脉必代矣。十一难：吸者随阴入，呼者因阳出，今吸不能至肾，至肝而还，故知一藏无气者，肾气先尽也。由肾而肝，由肝而脾，由脾而心，由心而肺，可类推也。气尽则死，其死期之迟速不应者，仓公所谓安谷者则过期，不安谷者不及期也。

尺寸者，阴阳之定位也。男女殊禀，阴阳不同，受气既别，诊法亦异。十九难：男脉在关上，女脉在关下。男子尺脉恒弱，寸脉恒盛，女子尺脉恒盛，寸脉恒弱，是其常也。故有男子之平脉，女得之而病作，女子之病脉，男得之而疾瘳，此秉赋之定数也。

医方解

医自岐伯立言，仲景立法，百世之师也。后此惟思邈真人祖述仲景《金匮》之法，作《千金》之方，不失古圣之源。其余方书数百种，言则荒唐而讹谬，法则怪妄而差池。上自东汉以来，下自昭代[1]以还，著作如林，竟无一线微通者。

今之庸愚，习用诸方，如四物、八珍、七宝、六味、归脾、补心滋肾养营之类，纷纭错出，不可胜数。是皆无知妄作，误人性命，而下士奉行不替[2]。百世不生圣人，千里不产贤士，何凌夷[3]以至于斯耶！

惊悸之证，其在伤寒，皆得之汗多阳亡。惟少阳之证，相火郁发，或以汗下伤阴，甲木枯槁，内贼戊土，乃有小建中、炙甘草证，重用芍药、生地，以清相火。至于内伤虚劳，惊悸不寐，俱缘水寒土湿，神魂不藏，无相火上旺而宜清润者。即其千百之中偶而有之，而究其脾肾，终是湿寒。严用和贸昧而造归脾之方，以补心血。薛立斋又有丹皮栀子加味之法。张景岳、赵养葵、高鼓峰、吕用晦，更增地黄、芍药之辈。复有无名下士作天王补心丹，肆用一派阴凉。群儿醉梦不醒，成此千秋杀运，可恨极矣！

夜热之证，因阴旺土湿，肺胃不降，君相失根，二火升泄。钱仲阳乃作六味汤丸，以滋阴亏。薛氏推广其义，以治男女劳伤，各种杂病。张氏、赵氏、高氏、吕氏，祖

---

① 昭代　对本朝之颂称。
② 替　止也。
③ 凌夷　由盛到衰也。

述而发扬之。遂成海内恶风，致令生灵夭札，死于地黄者最多，其何忍乎！下至二地、二冬、龟板、黄柏诸法，不可缕悉。

究其源流，泻火之论，发于刘河间，补阴之说，倡于朱丹溪。二悍作俑，群凶助虐，莫此为甚！

足之三阳，自头走足，凡胸胁壅满，上热燔蒸，皆足阳明少阳之不降也。李东垣乃作补中益气之方，以升麻、柴胡升胆胃之阳，谬矣，而当归、黄芪，亦复支离无当。薛氏辈效尤而习用之，遂成不刊之法。

风寒之证，仲景之法备矣。陶节庵妄作九味羌活之法，杂乱无律，而俗子遵行，天下同符，弃圭璧而宝碔砆[①]，那可解也。

诸如此类，连床充栋，更仆难明。昔徐世绩少年作无赖贼，逢人则杀，检阅古今方书，何其无赖贼之多而仁人君子之少也，设使贾太傅[②]尚在，不知如何痛哭矣！

---

① 碔砆　似玉之美石。

② 贾太傅　西汉·贾谊。

卷三

素灵微蕴

齁喘解

赵彦威，病齁喘，秋冬病作，嚏喷涕流，壅嗽发喘，咽喉闭塞，呼吸不通，腹胀呕吐，得后泄失气，稍差胀微，则病发略减。少时素患鼻渊。二十余岁，初秋晚食后，偶因惊恐，遂成此病，自是不敢晚饭。嗣后凡夜被风寒，或昼逢阴雨，或日昃饱啖，其病即发。发则二三日，或八九日、二十余日方愈。病十二年矣。

此其素禀肺气不清。肺旺于秋，主皮毛而司收敛，肺气清降，则皮毛致密，风寒不伤。肺气郁升，皮毛蒸泄，凉风一袭，腠理闭敛，肺气膹塞，逆冲鼻窍，鼻窍窄狭，奔气迫促，出之不及，故嚏喷而下，如阳郁阴中，激而为雷。肺气遏阻，爰生嗽喘。津液堙瘀，乃化痰涕。

此肺气上逆之病也，而肺逆之原，则在于胃。脾以太阴而主升，胃以阳明而主降。“经脉别论”：脾气散精，上归于肺，是脾之升也。“逆调论”：胃者，六府之海，其气下行，是胃之降也。盖脾以阴体而抱阳气，阳动则升，胃以阳体而含阴精，阴静则降。脾升则肝气亦升，故乙木不陷，胃降则肺气亦降，故辛金不逆，胃气不降，肺无下行之路，是以逆也。

肺胃不降，病在上焦，而究其根本，则缘中气之虚。中气者，阴阳升降之枢轴也。盖太阴以湿土主令，阳明从燥金化气，中气在太阴阳明之间，和平无亏，则阴不偏盛而阳不偏衰，燥不偏虚而湿不偏长，故脾胃转运，升降无阻。中气虚损，阴旺湿滋，堙郁不运，则脾不上升而清气常陷，胃不下降而浊气常逆，自然之理也。

饮食入胃，脾土温燥，而后能化。阴盛土湿，水谷不消，中焦壅满，是以作胀。胀则脾气更陷而胃气更逆，一遭风寒，闭其皮毛，肺气郁遏，内无下达之路，外无升泄之孔，是以冲逆咽喉，而病嗽喘。雨降则湿动，日暮则阴隆，病所以发也。日昃阳衰，阴停不化，中气一郁，旧证立作，故不敢晚饭也。吐泄去其陈宿，中脘冲虚，升降续复，故病差也。是其虚在中气，而其起病之时，则因木邪。以五情之发，在肾为恐，在胆为惊。胆以甲木而化相火，随戊土下行而温癸水，相火蛰于癸水之中，肾水温暖则不恐，胆木根深则不惊。平日湿旺胃逆，相火之下蛰不秘，一遇非常之事，动其神志，胆木上拔而惊生，肾水下沦而恐作。己土侮于寒水，故脾气下陷，戊土贼于甲木，故胃气上逆。初因惊恐而病成者，其故如是。“奇病论”：惊则气上。“举痛论”：恐则气下，上下反常，故升降倒置，此致病之原委也。

法当治中以培升降之用，燥土而拨转运之机，所谓发千钧之弩者，由一寸之机，转万斛之舟者，由一桴之木也。

南齐·褚澄有言：上病治下。凡病水火分离，下寒上热，不清心火，而温肾水，较之庸工，颇为得矣，而总不如治中。中者，坎阳离阴交媾之媒，此义得之《灵》、《素》，读唐宋以后书，未易生兹妙悟也。

齁证即伤风之重者。感冒之初，内有饮食，外有风寒，法宜理中而兼发表。表解后，温燥水土，绝其寒湿之根。盖饮食未消，感袭风寒，湿土堙瘀，肺气不降，风闭皮毛，内郁莫泄，表里皆病，故内外兼医。

彦威病，用燥土疏木、温中降浊之剂，茯苓、甘草、干姜、细辛、橘皮、半夏、桂枝、砂仁，十余剂，不再作。

吐血解

钱叔玉，初秋农事过劳，痰嗽唾血，紫黑成块，一吐数碗，吐之不及，上溢鼻孔，肌肤生麻，头痛寒热，渴燥食减，出汗遗精，惊恐善忘，通夜不瞑，胸腹滞痛，气逆作喘，朝夕倚枕侧坐，身欹[①]血遂上涌，天寒风冷，或饮食稍凉，吐血更甚，右脚热肿作痛，大便溏滑。

此缘中焦阳败，水陷火飞。肺主气，肝主血，而气根于心，血原于肾。《管子》：南方曰日，其气为热，热生火

① 欹　斜也。

与气，北方曰月，其气为寒，寒生水与血。心火清降，则化肺气，肾水温升，则化肝血。血升而化火，故水不下注，气降而化水，故火不上炎。气降而不至于陷泄者，血温而升之也，血升而不至于逆流者，气清而降之也。水木不能温升，则下病遗泄，火金不能清降，则上病吐血，理有固然，不足怪也。

水陷火飞，是谓未济，而交济水火，其职在中。中者，四维之枢也，中气运则脾升而胃降，脾土左升，肝血上行而化心火，阳气发生，故精不下走，胃土右降，肺气下行而化肾水，阴气收敛，故血不上溢，《子华子》所谓上水而下火，二气升降，以相济也。中气不运，肝脾下陷而肺胃上逆，水火分离，冰炭不交，此遗精吐血之原也。后世庸工，于亡血失精之理，茫乎不解，或用清凉，或事敛涩，阳败土郁，中气不转，火愈飞而水愈陷，是拯溺而锤之以石，救火而投之以薪也，不极不止耳。

气藏于金，血藏于木，而溯厥由来，总化于土。以水谷入胃，中气健旺，泌糟粕而蒸津液，化其精微，上注于肺，肺气宣扬而洒布之。慓悍者，化而为阳，行于脉外，命曰卫气，《灵枢·决气》：上焦开发，宣五谷味，熏肤，充身，泽毛，若雾露之溉，是谓气也。气者，水之源也。精专者，化而为阴，行于脉中，命曰营血，《灵枢·决气》：中焦受气取汁，变化而赤，是谓血也。血者，火之本也。劳苦动其中气，络脉伤则血溢，《灵枢·百病始生》：卒然多食饮则肠满，起居不节，用力过度则络脉伤，阴络伤则血内溢，血内溢则后血，阳络伤则血外溢，血外溢则衄血。中气未败，一衄即止，中气亏败，肺胃常逆，则血之上溢，遂成熟路，是以横流不已。衄出于鼻，来自肺藏，吐出于口，来自胃府，血之别道上溢者，来历不同，而其由于肺胃之不降，一也。其一溢而即吐者，血色红鲜，其离经瘀停，陈宿腐败，而后吐者，则成块而紫黑也。

肺气下降，而生肾水，而肾水之中，又含肺气，越人八难所谓肾间动气，呼吸之门也。平人呼则气升于肺金，吸则气降于肾水，息息归根，故嗽喘不作。胃土上逆，肺失收降之令，气不归水而胸膈壅遏，故冲激而生嗽喘也。肺胃不降，则胆火不得下行，金火燔蒸，故发热汗出。而风寒外束，卫气不达，是以恶寒。阳衰土湿，水谷不消，而食寒饮冷，愈难腐化，中焦壅满，肺胃更逆，故血来倍多。风闭皮毛，肺府郁阏，故嗽喘增加而血来益甚。肺气堙瘀，津液凝结，故痰涎淫生。阳气静藏则为寐，肺胃不降，阳气升泄，蛰藏失政，故夜不成寐。胆火虚浮，不根于水，心神浮散，不藏于精，故善惊而善忘。君相皆升，寒水独沉，肾志沦陷，是以恐也。脾胃凝滞，中气不能四达，故经络闭塞而为麻。缘卫气壅塞，郁冲于汗孔之中，不得畅行，故簌簌麻生，如万针错杂而攒簇也。阳气下降，先至右足，阳气不降，经脉淤滞，故右脚肿痛。营卫梗阻，故郁而生热，不降于足而逆冲头上，故头痛也。总之，中气不运，则升降之源塞，故火炎于上，水流于下，木陷于左，金逆于右，而四维皆病。

法宜补中而燥土，升陷而降逆。阳回湿去，谷神来苏，中枢已运，四维自旋，随推而转，因荡而还，水火金木，皆得其处，而安其常。然后阴营其藏，阳固其府，气充而不盈，血满而不溢，鳞飞羽伏，各复其太和之天已。

叔玉病失血年余，已数十日不卧。自来医方，失血、遗精、惊悸、嗽喘，皆用清润之法，未有知其阳亏湿旺者，百不一生，千秋不悟，既非彻识，安能洞详。用燥土降逆、温中清上之品，茯苓、甘草、半夏、干姜、丹皮、牡蛎、桂枝、白芍，月余病愈。

庸工误解本草，谓血证最忌半夏，由其不知医理也。

惊悸解

陈梦周，患作酸嗳气，头晕耳鸣，春季膈热，火升头痛，手麻惊悸，不寐善忘，左乳下跳动不息，每午后膝冷病作，鸡鸣膝温而轻，平旦膝暖而差。服燥土疏木之药，饱食甘寝，但胸有火块，游移上下左右，时时冲击微痛，心跳未已。初秋膝冷又发，项脊两肩作痛，面颧浮肿，喷嚏时来，四肢拘急，心跳连脐，遍身筋脉亦动。八月后睡醒口苦，舌根干燥，每夜鸡鸣，膝冷病作，午后膝温而轻，日夕膝暖[1]而差。病来计粒而食，饮啖稍过，胀闷不消，滞气后泄。略啖瓜果，便觉腹痛。食粥则吐稀痰，晚食更多。

此缘土湿不运，阳气莫藏。心藏神，肾藏精，人之虚灵善悟者，神之发也，睹记不忘者，精之藏也。而精交于神，神归于精，则火不上炎，水不下润，是谓既济。精不交神，则心神飞越，不能知来，神不归精，则肾精驰走，不能藏往，此善忘之由也。精根于神，及其右降而为金，则魄具而精生，神根于精，及其左升而为木，则魂成而神化，《子华子》所谓精秉于金火而气谐于水木也。今火炎于上，则金被其克而不降，水润于下，则木失其政而不升矣。

木自东升。《尚书·洪范》：木曰曲直，曲直作酸。曲者，木气之不直也。木性直遂升达，发荣滋畅，故不作酸，曲折抑郁，不得直上[2]，则盘塞地下，而克脾土。土困不能消化水谷，故变稼穑甘味，腐而为酸。土主五味，其味为甘，一得木气贼伤，则甘化而为酸也。以五行之气，阳降阴升，则水旺而为寒，阳升阴降，则火旺而为热，阴方升而阳方降，则金旺而为凉，阳方升而阴方降，则木旺而为温。阳之动，始于温而盛于暑，阴之静，始于凉而盛于寒。物惟温暖而加覆盖，气不宣扬，则善酸，方热、既凉、已寒，不作此味。譬之釜水，薪火未燃，是水之寒，火燃未

---

① 暖　原作“冷”，据闽本、蜀本、集成本改。

② 上　原作“下”，诸本均同，据上下文义改。

沸，是木之温，炉红汤沸，是火之热，薪尽火熄，是金之凉。后世庸工，以酸为热，岂有鼎沸而羹酸者乎。

悸者，乙木之郁冲，惊者，甲木之浮宕，乙木之枝叶敷舒于上，甲木之根本栽培于下，则惊悸不生。乙木不能直升，枝叶上郁，肝气振摇，则善悸，甲木不能顺降，根本下拔，胆气虚飘，则善惊。

头耳者，少阳胆经之所络也。甲木下降，则浊气退藏，上窍清空，甲木上逆，浊气升塞，故头晕而耳鸣，甚则壅遏而头痛也。胆气上溢则口苦。“奇病论”：肝者，中之将也，取决于胆，咽为之使，此人数谋虑不决，故胆①气上溢而口为之苦。胆木化气于相火，相火上炎，故作苦也。相火下蛰则水温，甲木失根，火泄水寒，是以膝冷。相火逆升，是以膈热。甲木冲击，是以胸痛也。

金自西降。《尚书·洪范》：金曰从革，从革作辛。革者，金气之不从也。金性从顺降敛，清凉肃静，故不作辛，革碍郁遏，不得从下，上被火刑，则生辛味。肺主气而司皮毛，肺气郁升，收令不遂，皮毛疏泄，感袭风寒，则生嚏喷。以肺主呼吸，而呼吸之气，直达肾水，故肾水之中，亦有肺气，越人八难所谓肾间动气，呼吸之门也。吸随阴入，呼因阳出，肺心为阳，肾肝为阴，四难：呼出心与肺，

① 胆　原作“虚”，诸本均同，据《素问·奇病论》、《素问悬解·奇病论》、上下文义改。

吸入肾与肝。一呼自肾而至肺，一吸自肺而至肾，其息深深，故喷嚏不作。肺气不降，而皮毛不阖，积郁莫泄，逆冲鼻窍，鼻窍迫狭，出之不及，故作喷嚏，如药在炮中，激而为响也。肺气逆行，横塞肩脊故作痛，壅阏头面故作肿也。

左右者，阴阳之道路也。木陷于左，金逆于右，阴阳之道路塞矣，而不可徒求之左右，必责中气之虚。胃为阳土，脾为阴土，阳土顺降，阴土逆升。脾升则平旦而后乙木左升，胃降则日夕而后辛金右降，木升则阳气发生而善寤，金降则阳气收藏而善寐。脾土不升，则木郁于左而清昼欲寝，胃土不降，则金郁于右而终夜不睡。寤寐者，卫气所司，卫气昼行于阳，夜行于阴，阳尽则寐，阴尽则寤，随中气而出入也。胃土不降，收气失政，卫气不得人于阴，常留于阳，留于阳则阳气盛，不得入于阴则阴气虚，故目不瞑。阴气虚者，阴中之阳气虚，非精血之亏损也。盖阳动而阴静，静则睡，动则醒，卫不入阴，阳泄而失藏，浮动无归，故不能寐。孤阴无阳，故曰阴气虚也。胃土不降，由于太阴之湿，《灵枢·邪客》有半夏秫米之法，半夏降逆，秫米泻湿，秫米即高粱米，善泻湿气。深中病情。仲景而后，此义不传矣。

肝藏魂，肺藏魄，《灵枢·本神》：随神往来谓之魂，并精出入谓之魄。以神发于魂，肝之魂生则胎心神，故魂含子气而知来，精产于魄，肺之魄结则孕肾精，故魄含子气而藏往。胃土上逆，肺金不降，阴魄浮升，不能并肾精下蛰，故往事遗忘而不藏也。

中气运转，脾阴升动，则饮食磨化。湿旺脾郁，饮食不化，故过啖则胀。《子华子》：流水之不腐，以其逝也，水谷陈宿，脾土郁陷，抑遏乙木，不得发扬，故瘀生酸味。肝气不达，而时欲发舒，故当脐而跳。中气不转，胸腹闷塞，故上嗳而下泄也。左乳下者，胃之虚里，《素问·平人气象》：胃之大络，名曰虚里，贯膈络肺，出于左乳下，其动应衣，宗气泄也。宗气在胸，降于少腹，平人喘息，动见少腹者，宗气之升降也。胃气既逆，肺无降路，宗气不能下行，故横冲于虚里，失其收敛降蛰之性，泄而不藏，故曰泄也。此与心下之悸动异委同源，木不得直升，则动在心下，金不得顺降，则动在乳下，总缘胃气之上壅也。肺胃升填，收令莫行，甲木莫由下达，相火渫[1]越，是膝冷髓寒之本。阳衰土湿，再以薄粥助之，故气滞痰生。得之日晚湿旺之时，故痰涎愈多。四肢秉气于胃，脾病不能为胃行气于四肢，故拘急而生麻。寒水侮土，中气愈滞，故膝冷则病作。

阳气春升而秋降，阴气春降而秋升，一日之中，亦分四时，其阴阳升降，与一岁相同。《灵枢·根结》：发于春夏，阴气少，阳气多，发于秋冬，阳气少，阴气多。春阳

---

① 渫　散也。

上升，则地下之阴多，故阳升之时，午后阴升而膝冷，秋阳下降，则地下之阳多，故阳降之时，鸡鸣阴降而膝冷。《素问·厥论》：阴气起于五指之里，阳脉者，集于膝下而聚于膝上，故阴气盛则从五指至膝上寒，其寒也，不从外，皆从内也。膝膑者，溪谷之会，机关之室，精液之所朝夕也。寒水归壑，流注关节，故膝膑寒冷，所谓肾有邪而气流于两腘也。

治法惟宜燥土。土居二气之中，以治四维，在阴而阴，在阳而阳，随四季而递变。土旺则上清下温，升左降右，稍助其推迁，而南北互位，东西贸区，静与阴同闭，动与阳俱开，成然寐，遽然觉，经目而讽于口，过耳而识于心，泰山崩而色不变，迅雷震而心不摇，神宇泰定，诸病俱消矣。

惊悸之证，阳败土湿，后世庸工，以为阴亏，归脾、补心诸方，谬妄极矣。梦周平日强记善睡，涉秋病作，服归脾、六味诸药，大损眠食，惕然惊悸，通夜不寐。年逾六十，中气衰弱，而常服滋润，伐其微阳，神思荒浪，欲作阜落国人，其老矣，何以堪此哉！

《宋书》：谢晦与檀道济将发荥阳，晦其夕悚动不眠，道济就寝便熟。何其胆壮如是？是宜泻湿降逆，以培甲木，甲木根深，自当宠辱不惊。

世之医士，未穷梦觉之关，神浮于上而散以远志，阳败于中而伐以地、冬，火灭于下而泻以栀、柏，彼直真梦者矣，何以使梦者之觉[1]乎。悲夫！晋唐而后，世阅人而为世者多矣。但守窔奥[2]之萤烛，不仰天庭之白日，是使长夜杳杳，千秋不寤。己且未觉，而偏能觉人？设遇伤寒少阴善寐之证，又能使人长睡不觉矣，可胜叹哉！

悲恐解

邵熙伯，病惊悸悲忧，二十年中，病凡四发。初发四月而愈，后发愈期渐晚，或至数年。发则数月不食不寝，饭至疑有毒药，绝粒不尝，便数遗精，多欲好淫，膝冷心凉，欠伸太息，忧愁思虑，惊惧悲惋，常恐见杀，尸碎体分，逢人求救，屈膝衰恳，独处则泣下沾衣。时或自刭[3]几死，使人守之，静夜磨笄[4]自刺，室中锥刀绳索之类，尽为收藏，乃私服大黄，泻下求死。凡诸病象，每发皆同。

此缘火败土湿，金水俱旺。肝之气为风，心之气为热，脾之气为湿，肺之气为燥，肾之气为寒，此五藏之气也。肝之志为怒，心之志为喜，脾之志为忧，肺之志为悲，肾之志为恐，此五藏之志也。凡一藏之气偏盛，则一藏之志偏见，悲者燥金之气盛，恐者寒水之气盛，忧思者湿土之气盛也。肝木主生，肺金主杀，木囚火灭，金燥无制，则杀机常动，

---

① 梦者之觉　原作“觉者之梦”，据闽本、集成本改。
② 窔（yào 要）奥　室之东南隅曰窔，西南隅曰奥。
③ 刭　刎也。
④ 笄　簪也。

"方盛衰论"：肺气盛则梦见斩血籍籍。人于醒后，神气浮动，藏真之盛衰，不能自觉，寐而神气宁谧，静中独觉，故藏真之盛衰，形而为梦，《谭子》所谓醒不灵而梦灵也。梦中觉者，盛未极也，盛之极则不梦而亦觉之。金旺木枯，但觉杀气之烈，而无生意之萌，肢骸分裂，恍在目前，故时欲自刭，冀得完尸而死。金旺则欲哭，是以悲涕流连也。《金匮》：妇人藏燥，喜悲伤欲哭，是其肺金之燥也。金为水母，燥金生其寒水，是以恐作。盖人之五志，神气升达则为喜，将升未升，喜之弗遂，则郁勃而为怒，精气沦陷则为恐，将陷未陷，恐之欲生，则凄凉而为悲。木火衰而金水旺，故有悲恐而无喜怒，水寒则火灭，金燥则木伤故也。

肾主蛰藏，肝主疏泄，火泄水寒，不能温养肝木，而水泛土湿，陷遏乙木升达之气，生发不遂，则愈欲疏泄，其性如是，遇夜半阳生，宗筋一举，则梦交接。木能疏泄而水不蛰藏，是以精遗。温气常陷，不得升达而化君火，是以好淫，总缘生气之失政也。

精藏于肾，水藏于膀胱。"脉要精微论"：水泉不止者，是膀胱不藏也。膀胱之藏泄，司于三焦，《灵枢·本输》：三焦者，入络膀胱，约下焦，实则闭癃，虚则遗溺。然水道之通塞虽在三焦，而其疏泄之权实在乙木，以相火秘藏，肾水温暖，则肝气升达，膀胱清利，疏泄适中，而小便常调，相火不秘，泄于膀胱，肾寒不能生木，郁陷而欲疏泄。火旺则膀胱热涩，泄而不通，火衰则膀胱寒滑，泄而不藏。

人之大恐而便溺俱下者，水寒火败而木气陷泄也。

胆以甲木而化相火，亦与三焦同归癸水，根深蒂固，则惊骇不生，三焦陷泄，甲木逆飘，胆气虚浮，故生惊骇。相火者，君火之佐，相火败而君火熄，寒水上凌，故病心凉。“四气调神论”：逆夏气则太阳不长，心气内洞，夏为寒变。以夏暑之月，而热火变为寒灰，至于三时[①]，则霜雪不能喻其冷，汤火不能使之温矣。君火失职，阳不归阴，则卫气常浮，夜不成寐。人之卫气，日行阳经二十五度，夜行阴藏二十五度，其行于阳也，常以平旦从足太阳而出于内眦，其行于阴也，常以日暮从足少阴而入于阴分。卫气入阴，则火交于水，神归于精，一身之阳气，悉退于至阴之中，群动皆息，是以能寐。卫不入阴，魂神飞宕，故终夜不寝。卫气入阴，原于胃气右降，金水收藏，胃土不降，收藏失令，是以卫浮而不入也。

阳明胃气，下行则开，上行则闭，脾胃为仓廪之官，人之食下者，仓廪开也，胃土上逆，仓廪不开，故食不下咽，下咽则呕。胃土不降，全因于湿。火败不能生土，寒水泛滥，入土化湿，金旺木枯，土邪无制。湿土司气，而风木不承，中气于是不运，故升降倒行，胃土上逆而废饮食，脾土下陷而善忧思也。湿土在中，水冷金凉，木衰火熄，变生诸证，奇诡异常，而实非怪病。

---

① 三时　三秋之月。

治法以燥土为主，而温暖金水，长养木火。使恐化为怒，悲转为喜，则藏气平均，情志调和矣。

《吕氏春秋》：齐王疾痏，灸瘢也，谓灸后病瘢。使人之宋迎文挚，文挚至，谓太子曰：王之疾，必可已也。虽然，王之疾已，则必杀挚也。太子曰：何故？文挚曰：非怒王则疾不可治，王怒则挚必死。太子顿首强请曰：苟已王之疾，臣与臣之母以死争之于王，王必幸臣与臣之母，愿先生勿患也。文挚曰：诺。请以死为王。与太子期而将往，不当者三，齐王固已怒矣。文挚至，不解履登床，履王衣。问王之疾，王怒而不与言。文挚因出，辞以重王怒。王怒而起，疾乃遂已。王大怒，将生烹文挚。太子与王后争之而不能得，文挚遂烹焉。

《东汉书》[1]：一郡守病，华佗以为盛怒则差，乃多受其货而不加功，无何弃去，又留书骂之。太守果大怒，使人追杀之。不及，因瞋恚，吐黑血数升而愈。

熙伯病与此同。盖木虚不能制土，土之湿盛则善思，金燥则善悲，水寒则善恐，水寒不能生木故不怒，木枯不能孕火故不喜。怒则木旺而克土，生火而克金，土位之下，风气承之，则土燥而克水，故病可已。熙伯病先发时，将愈必有怒色，经所谓思伤脾，怒胜思者，至理不爽也。第其胆破魂亡，百计激之，绝不敢怒。用燥土培木、温金暖

① 《东汉书》 即《后汉书》

水之剂，十余日后，小有不快，怒气勃然，遂瘳。

飧泄解

崔季长，素病腿膝寒冷，日暮环脐腹痛，胀满作泄，阳痿肩寒，服燥土疏木药愈。夏初童试，劳倦病发，吐黑血数日，饮食不甘，胀满吐泄，腹中郁热，积[1]块坟起，泄则气块宣鸣而下，小便红涩，日夕脐腹痛连左胁，往来寒热，作酸嗳气，壅嗽生痰，四肢酸凉，膝股如冰，时常倦睡，夜卧腘中作痛，仰卧冲气上奔，左侧冲气横塞，满腹剧痛，惟右胁着席。

此缘水寒土滞，金木结辖[2]。人身脐居上下之间，太阴阳明之中气也。中气盛则运，衰则滞，运则清虚，衰则胀塞，《关尹子》[3] 所谓实即虚而虚即实也。饮食入胃，脾土消磨，中气运行，是以不胀。水谷腐化，精华升而渣滓降，津液渗于膀胱，渣滓传于二肠，便溺分途，故前不至淋而后不至泄。阳衰土湿，不能蒸水化气，而与渣滓并注二肠，水渍湿旺，脾气郁陷，抑遏乙木，不得升达，木气郁冲，故作痛胀。木性升泄，遏于湿土之下，冲突击撞，不得上达，则下走二肠，以泄积郁。水在二肠，不在膀胱，故乙木冲决，膀胱闭塞而大肠泄利也。《灵枢・口问》：中

---

① 积　原作“即”，音近之误，据蜀本、集成本改。

② 辖（sè 色）　气结。

③《关尹子》　原作《关令尹》，诸本均同，据该书书名改。

气不足，溲便为之变，正此义也。盖脾胃者，仓廪之官，“脉要精微论”：仓廪不藏者，是门户不要也。肾开窍于二阴，是为胃之关门。肾以癸水居土之下，心以丁火居土之上，而水交于火，则浊气下降而上不热，火交于水，则清气上升而下不寒。“阴阳应象论”：寒气生浊，热气生清。火不上热，则浊生而右降，水不下寒，则清生而左升，浊气在下，故上不胀，清气在上，故下不泄。而水火之交，全恃乎土，土者，如车之轮，如户之枢，四象皆赖以为推迁。《子华子》：阳之正气，其色赤，阴之正气，其色黑，上赤下黑，左青右白，黄潜于中宫，而五运流转，故有轮枢之象焉。轮枢运则火下炎而浊降，水上润而清升，是以坎离独斡乎中气。土虚则鸟飞而上，鱼动而下，火则上炎，水则下注，浊气在上，则生䐜胀，清气在下，则生飧泄。

胀泄者，太阴脾土之湿盛也。土生于火而败于水，火旺则阳明盛而湿亦化燥，水旺则太阴盛而燥亦化湿。燥则运行，湿则滞塞，运行则谷消而便坚，滞塞则完谷而后泄。“调经论”：志有余则腹胀飧泄。肾藏志而气寒，志有余者，寒水泛滥，入土化湿，木郁风动，是以胀泄并作也。

太阳以寒水主令，手太阳化气于寒水，故丁火常热而丙火常清，少阴以君火主令，足少阴化气于君火，故癸水常温而壬水常寒，今癸水反寒而壬水反热，此以下焦之火泄也。《灵枢·本输》：三焦者，足太阳少阴之所将，太阳之别也，并太阳之正，入络膀胱，约下焦，实则闭癃，虚则遗溺。三焦之火，秘于肾藏，则府清而水利，泄于膀胱，则府热而溺涩。以水性蛰藏，木性疏泄，相火内秘，癸水温暖，此乙木生发之根。火败水寒，乙木不生，益以湿土陷遏，生发不遂，而愈欲疏泄，故相火离根，泄于膀胱。乙木常陷，则肾精不藏，泄而不通，则小便不利。此癸水寒滑，壬水热涩之原也。

三焦之火，随太阳寒水下行，秘于癸水而不泄者，寒水蛰藏之力也。手之六经，皆行于手，惟三焦之下俞在足太阳之前，出于腘中，下贯腨肠，而入于外踝。肾得此火，癸水温暖，故骨髓不寒，二十四难所谓少阴冬脉，伏行而温于骨髓也。火泄髓寒，则腿足不温。膝髌者，溪谷之会，寒水下流，溪谷凝沍，故膝冷倍常也。足太阳入于腘之外廉，脉动委阳，足少阳出于腘之内廉，脉动阴谷，经络寒沍，血涩而筋急，夜卧寒增而气滞，故相引而痛也。

寒水不生乙木，筋脉失荣，故病阳痿。肝主筋而脉循于阴器，前阴者，筋之聚，故名宗筋。木生于水而长于土。“痿论”：阳明者，五藏六府之海，主润宗筋。阴阳总宗筋之会，会于气街，而阳明为之长。足之三阴、阳明、少阳、冲、任、督、跻九脉同会于宗筋而独长于阳明者，以阳明为多气多血之经。气以煦之，血以濡之，筋脉滋荣，则坚硬不痿。水寒土湿，生长失政，木气菀槁，故阳痿而囊缩也。

寒热者，阴阳胜复之故，属在少阳。少阳居二阳三阴之中，半表半里，午后阴长阳消，阴盛而侵阳分，表闭而寒来，阳复而侵阴分，里郁而热来，胜复迭乘，则往来寒热。凡病一见寒热，是为外阳内阴二气不和，表里阴盛，则但寒而不热，表里阳盛，则但热而不寒，里阴表阳均势相争，则见寒热。从此阴胜阳奔[①]，乃至惟有恶寒。抑三阴而扶二阳，当为预计也。

肝胆不调，总由土湿。土湿则脾陷而胃逆，脾陷则乙木不升而郁冲于下，胃逆则甲木不降而郁冲于上。木位于左，故痛连左胁。肝胆左郁，故气结而作酸。土困木贼，故脐腹作痛也。胃逆则肺无降路，刑于胆[②]火，而病嗽咳。

肺司气而主声，《关尹子》：金坚故实为五声。以肺之为体，孔窍玲珑，清气飘扬，冲而不盈，呼之则气升于颠，吸之则气降于踵，息息归根，孔窍无阻，是以不嗽。肺气逆升，冲于孔窍，窍阻气塞，则嗽而出之，故戛然而鸣。“生气通天论”所谓秋伤于湿，上逆而咳者，正谓此也。

人身之气，足阳明化气于燥金，手太阴化气于湿土者，常也。燥胜其湿，则肺金收降，湿胜其燥，则肺金郁升。今手太阴化己土之湿，足阳明不化庚金之燥，胃土上逆而湿气堙塞，则津液瘀浊而化痰涎，日见其多耳。土困于中，而四维皆病。

---

① 奔（fèn 愤） 败也。

② 胆 原作“肝”，诸本均同，据上下文义改。

治法：燥土暖水，疏木达郁，清金降逆。水温土燥，则土气回旋，木升金降，痰消而嗽止，水利而便调矣。

季长病泄半载，为庸医误药，已至危急。用温中燥土、暖水达木之方，腹中滞气，一啜而散，阳气浸淫，见于眉宇之间，数剂泄止。

庸工以胀泄为脾气之散，用五味、木瓜、山萸、芍药诸品。中气郁结，而再服酸收，是益其源而障其流也。至于十全大补一方，真俗腐之妄作，人每用以治泄利，不通之至！

肠澼解

田西山，乡试旅中饮冷露卧，因病下痢，日百余次。少腹痛坠，绕脐气块如石，数道上攻，左胁更甚，痛叫不已，胸膈若烧，肛门如烙，小便热涩，气街大筋突起，跳动鼓指，发手热气下于两股，状如汤沃，阳缩囊绉，蜷卧膝冷，谵语离魂，不食数日矣。

此其中焦寒湿，上下俱热。常人胃土右降，则甘饮食，脾土左升，则化水谷，胃降则甲木不逆，脾升则乙木不陷，木气无郁，故上下冲和，痛胀不生。饮食寒冷，伤其脾阳，不能蒸水化气，水谷并下，注于二肠，水气浸淫，脾土湿陷，抑遏乙木，不能升达，肝气郁冲，故生痛胀。木以升泄为性，既不上达，则下决二阴，以泄粪溺，水在二肠，不在膀胱，故小便不开而大便不阖。水去土燥，肝脾升运，泄利自止。脾阳陷败，寒湿愈增，则泄利不止，遂便脓血。盖乙木直升，糟粕顺下，隧道无阻，故脂血不伤。乙木郁陷，滞气梗塞，糟粕不能顺行，脂血摧剥，与之俱下，是以作痛。君火胎于乙木，温气陷遏，不得上化君火，故生下热。湿邪淫蒸，脂血腐化，是以成脓。乙木陷于大肠，沉坠不升，是以后重。久而脂血伤残，刮迹而去，侵及藏府，中气溃败，是以死也。

阳明以戊土而化燥金，金燥则能收降，故阳明之气善于下行。太阴之湿胜其阳明之燥，则脾既下陷，胃亦上逆。胃逆则甲木无下行之路，甲木化气于相火，相火上炎，是以胸膈烦热。君相同气，二火燔腾，心神扰乱，是以谵语。胆木失根，相火郁升，营血不谧，是以魂离。胆位于左，经络痞塞，是以结梗，下行无路，是以逆冲而上也。

气冲者，阳明动脉，在毛际之旁，腿腹之交。阳明之气，不遂其下行之性，故气冲即气街。郁蓄，而生跳动。《灵枢·百病始生》：虚邪之中人也，其着于伏冲之脉，揣之应手而动，发手则热气下于两股，如汤沃之状。“痿论”：冲脉者，经脉之海，主渗灌溪谷，与阳明合于宗筋。阴阳总宗筋之会，会于气街，而阳明为之长。阳明多气多血，而冲脉又与诸筋总会阳明之气街，穴俞充满，故气街之动脉常大。伏冲即冲脉之深而在脊者，风寒袭于冲脉，郁其经气，盛满莫容，走阳明而归气街，是以跳动鼓指也。是其上热在于少阳，下热在于厥阴，而上下郁热之根，则由己土之湿，土湿之故，则由癸水之寒。

后世庸工以为痢证无寒，不知其热并不在于中焦，况三焦皆寒，上下无热者亦复不少，而以硝黄重泻胃气，湿寒愈增，轻则生鼓胀之病，重则死矣。大凡新秋病痢，皆暑夏生冷之所伤，俗医以为暑邪，而用寒攻，无有不误者也。

治法当泻土湿而疏木郁，其热盛者，凉行其滞，其寒盛者，温行其结，令其脾燥肝升，凝结通达，瘀清腐扫，脂血调和，则痛坠全瘳，脓血弗下矣。至于历代医书痢证诸方，荒唐不经，未足深辨也。

西山平素尚俭，量腹而食，度身而衣，病不服药，已至危剧。诊之尚可救挽，而自分不起，意欲勿药。谓半月以来，神魂迷离，精魄荒散，窃觉病势已革，卢扁复生，恐难为力。君且莫喧，以扰余心。仆与西山童稚交善，解而慰之曰：今卢扁在此，公未见知耳。若得灵药一匙，即可返魂，勿恐。用燥土温中、行瘀散滞、清胆达木之方，强而饮之。一服而差，遂不再服。

月余扶杖而行，善饥善后，食入俄顷即下，问何以故？仆闻语大笑：公少服药数剂，此成洞风矣。《史·仓公传》：阳虚侯相赵章，齐淳于司马皆尝病此，公脾土未调，土郁风旺，疏泄水谷，肠胃空洞，风木不达，中气难复也。问：此可无患恐之？曰：赵章之病，仓公以为法五日死，公尚无子，那可惜此小费，为后世嗤耶！曰：淳于司马何以不死？吾命在天，不在吾子之手。言之再四不听，如此数月，后竟无恙。但右手战麻，写字艰难，每为考试所苦，终不服药也。

脾胃解

业师于子蘧，司铎[1]金乡[2]，录证来问：自来饮食不多，今止三分之一，稍多即伤食泄利，鱼肉绝不思食，食枣数枚即发热，食柿饼半枚即欲泄，陪客茶多，晚即不寐，不食晚饭十余年矣。饮食调适，终日不唾，若晚饮杯酒，略服温燥，则痰唾黏联，长如唾丝，睡即涎流，大便成粒。每晚将睡，必思登溷[3]，小便短少，夜醒必溺，五更水谷消化，此时更觉溺多，晨起必渴，饮食亦甘。平素气禀如是，往时自制加减四君丸，黄芪、白术、茯苓、橘皮、甘草、当归，遇脾胃寒湿，便服一二次，甚觉有效。向来不敢饮酒及食诸燥热之物，六月食凉粉，霍乱呕吐并作，八月六日食黍糕半枚，午后省牲，在明伦堂[4]呕吐原物，自此饭后常觉气逆欲吐，左胁贴乳，上冲喉下，隐隐似痛，半月食消，方才气顺。服四君丸，发热面赤，耳后如火，两眦[5]酸痛，胸腹燥渴。啖黄梨半枚而愈，是后每日啖梨乃安。往

---

① 司铎　掌教化之令者。

② 金乡　县名，即今山东省金乡县。

③ 溷　厕。

④ 明伦堂　明人伦之堂。多指各地孔庙之大殿。

⑤ 眦　原作“背”，形近之误，据闽本及上下文义改。

日一食便泄，今止大便润湿，不似从前结若羊矢而已。吾恐饭后欲吐，将成反胃证，则可虑矣。前时腰痛腿重，此际已愈，但坐卧少久，不能遽起，是老年常景，非关病也。但有还少仙方，自当更妙，但恐不能耳。偶服六味丸，即觉腹中寒滞，服八味三剂后，更觉燥热，耳后如火，或谓附桂少故，非也，吾藏府大概寒热俱不受，须不寒不热、不燥不湿、平中带补之剂乃可。此意与县中医士言之，为吾制兔丝丸，服之甚不佳，而四君丸平日最效，今便燥热不受，大抵渐老渐衰，甚有血虚火起之意。当用何药治之？人还即寄方来。

详观平日旧证：自来饮食不多，渐老渐减，稍多即伤食作泄，此脾气之弱也。脾为太阴湿土，阳明之燥足以济太阴之湿，则脾阳升运，水谷消磨。湿旺燥衰，中气莫运，多食不能消化，故病泄利。肉食更难消磨，过时陈宿，反伤胃气，是以不思食。食枣生热者，甘缓之性，善滞中气，土滞则脾陷而胃逆，胃逆而甲木不降，相火上炎，是以生热，非大枣之性热也。食柿饼作泄者，寒败脾阳也。茶多不寐者，阳气收藏则为寐，收藏之权，虽关金水降蛰，而金水降蛰之原，实由戊土之降，茶多滋其土湿，阳明不降，金水失收藏之政，故神魂升泄而不寐也。不食晚饭者，日暮阳衰，不能腐化耳。晚饮杯酒，痰生涎流者，酒助土湿，湿动胃逆，津液堙郁，则化痰涎，下行无路，是以逆行也。大便成粒，硬若羊矢者，下焦阴旺，肠窍约结，糟粕传送，不能顺下。下而辄闭，蓄积既多，乃复破隘而下。下而又闭，零星续下，不相联属。大肠以燥金主令，而手足太阴，湿旺津瘀，但化痰涎，不能下润大肠，是以燥结成丸，枯涩难下，实非下焦之阳盛也。晚思登溷者，阳衰湿动，肝脾郁陷也。夜多小便者，子半阳生，水谷消化也。便多水利土燥，故思饮而甘食。四君丸，术、甘补中，茯苓泻湿，橘皮利肺，当归滋肝，与藏气颇合，是以能效。近食凉粉吐泄，寒湿伤脾。黍糕胶黏难化，原物涌吐。阳明胃气，本自下行，屡呕气逆，因而上行，饭后中焦郁满，胃气不下，是以欲呕。胃逆则胆无降路，亦遂上冲，胆位于左，故左胁冲喉，隐隐而痛。食消而胆胃皆降，故气顺也。平时颇宜四君丸，今乃燥热不受，非药性之热，乃中气之愈衰也。归、芪、术、甘，壅滞不行，茯苓、橘皮，不能开其郁塞，君相之火，不得归根，遂生上热，与食枣发热之故，理相同也。梨以甘寒疏利之性，清其郁热，是以渴燥皆止。兔丝收敛固涩，与湿旺土郁之证，愈为助虐，甚不宜也。八味暖水滋木，与肝肾燥寒，未为相反，但以地黄入胃，留恋湿土，湿动胃逆，则附子不能下温癸水，而反助甲木上炎之火，耳后火起，少阳胆经络于耳后故也，何关桂附多少乎！六味滋湿伐阳，原属庸工妄作，更与此证相左[1]矣。

① 左 反也。

法宜燥土暖水，疏木达郁，水温土燥，木达风清，脾旺湿消，神气渐盈，百龄易得，还少仙方，何其不能！《素问·生气通天论》：圣人服天气而通神明。“阴阳应象论”：能知七损八益，则耳目聪明，身体轻健，老者复壮，壮者益治。年高之人，阳衰阴旺，是以易老，若以药物抑阴扶阳，本有还童之理，而愚昧以为妄诞，此下士闻道，所以大笑也。至于素禀藏气虽与人别，而寒热燥湿，一切不受，是方药之差误，非宜寒不受寒，宜热不受热也。此以肠胃柔脆，不堪毒药[1]，少服便效，未宜多用也。

十一月初，先生又录证来问：吾十月十五生日，行香[2]后使客纷纭，颇劳酬酢，饭毕腰痛，脊骨两旁，筋急如扯，旧病复发。又因初五六日每晚饮酒数杯，湿热郁积，遂成此证。十六日大势已差，尚能回拜客，进县署。误服八味丸，腰弯不能立行，痛连脊背。乃服羌活、独活、白术、地黄、杜仲、甘草二剂，背痛少减，而不能行立如故。又服左归饮加白术、葳蕤，痛如前，且觉大便燥，腹内热，两膝酸热。乃服当归地黄饮加黄芩、栀子五分，晨起破腹两三次，身颇轻爽，腰微能直，火气似去，其痛乃移左胯。因往年病疟，左半伤耗，上年腿肿，亦在左半，此时渐轻，但不及未痛前耳。今欲去黄芩、栀子，第服当归地黄饮。

---

① 毒药　治病之药。

② 行香　本为佛教仪式。清代外省文武官员，每逢朔望，例向文武庙焚香叩拜，亦称行香。此指后者。

昨日已服一剂，大便尚未滋润，而脾甚觉其湿。思欲空腹服之，压以干物，未审何如？

前悉腰痛一证，已获康愈，今又因饮酒动湿，脾土郁陷，肝气抑遏，盘塞肾部，而生痛楚。肾位于腰，为肝之母，子气不能生发，是以腰痛也。误服八味，助其土湿，木气更遏，是以痛剧。张景岳之左归饮，服之脾湿愈滋，木郁风生，而成燥热。归、地、栀、芩，寒湿败脾，木郁作泄，泄后郁热清利，是以微差，而肝气益陷，故痛移左胯，实明减而暗增，非药效也。前此已为误用，若今后常服，土湿日滋而脾阳日败，断不可也。大便之燥，全缘脾湿，湿去阳回，饮食消化，精华升布，津液降洒，大肠滋润，自然便调。倘以归地滋湿，变结燥而为滑溏，则脾阳亏败，为祸深矣。

火逆解

王文源，平日膈上壅塞，常吐清痰。冬夜心惊火发，下自足心，上自腨内，直冲心胸。胸膈痞闷，咽喉闭塞，耳鸣头眩，气虚心馁，四肢无力，遍身汗流，烦躁饮冷，得食稍差，小便清数，大便重坠，阴精欲流，胸腹腰脊表里皆热，手足独凉。将愈则冲气下行，渐而火降烦消，小便热黄乃瘳。五六日、半月一作，凡腹中壅滞，或食肉稍多则发。先时足心常热，近则溺孔亦热。医用六味、八味不受，病已四年矣。

此缘土湿胃逆，相火上炎。足少阳以甲木而化相火，自头走足，下行而温癸水。癸水蛰藏，相火不泄，则肾藏温暖而上下清和。癸水不蛰，相火升泄，下自九原[1]，上出重霄，变清凉之境，为曦赫之域，是以烦热而燥渴也。阳根下拔，浮越无归，故耳鸣头眩，扰乱不宁，以少阳经脉，自锐眦而绕头耳也。热蒸窍泄，是以汗流。君相同气，心火升浮，不根肾水，故虚馁空洞，欲得谷气。足心者，足少阴之涌泉，少阴之脉，自足心循腨内，出腘中，上络于心，循喉咙而挟舌本，相火泄于涌泉之下，故根起足心，自少阴肾脉逆行而上也。其足心溺孔之热者，手少阳相火之陷也。足少阳从相火化气，病则上逆，手少阳以相火主令，病则下陷。以足之三阳，自头走足，其气本降，手之三阳，自手走头，其气本升，降者不降而升者不升，反顺为逆，是以病也。少阴主藏，手足少阳之火，秘藏癸水之中，则浊气不逆，清气不陷，故上热不生，下热不作。少阴失藏，甲木常逆，则三焦常陷，陷于少阴之经，则热在足心，陷于太阳之府，则热在溺孔。《灵枢·本输》：三焦者，足太阳少阴之所将，太阳之别也，并太阳之正，入络膀胱，约下焦，实则闭癃，虚则遗溺。三焦之火，陷于水底，沦落涌泉之下，则不在州都之中，故膀胱寒滑而溲溺清数，是即虚则遗溺之义也。及火退病除，溺孔方热，是

① 九原　原义为九州之域，此指身体下部。

相火不归水藏，而又陷于水府，此乃异日甲木飞腾之原也。甲木之降，机在戊土，戊土降则肺金能收，肾水善藏，戊土右转，金水得收藏之政，此胆火所以下行也。戊土上逆，浊气升填，肺无下行之路，收敛失政，则胆火不藏，遇饮食弗消，中气郁满，胃土全逆，肺金尽革，则胆火拔根而上炎，是旋至而立应者也。其发于食肉中满之际者，土气堙塞，窒其四运之轴，是以胃逆而病作耳。胃府既逆，脾藏必陷，陷遏乙木升发之气，不得上达，必将下泄，故精欲前流而粪欲后失也。胃逆脾陷，由于土湿，而土湿之故，全因寒水之旺。土不克水，而寒水泛滥，反得侮土。土被水渍，既湿且寒，运化之机，迟蹇失度。一得肥腻，不能消腐，凝滞愈增，则升降悉反，乌得不病耶！土旺四季，人之四肢，即岁之四季，四肢秉气于脾胃，而寒湿在中，流注肢节，故手足厥冷，改其温和之常也。

是宜燥土降逆，以蛰相火，土燥阳回，中气旋转，升降复职，水火归根，君相宁谧，则胆壮而神清，惊骇不生，烦热不作矣。

唐太仆王冰注《素问》，发壮水益火之言。嗣后薛立斋、赵养葵、高鼓峰、吕用晦辈祖述其说，乃以六味壮水，退膈上之热，以八味益火，除脐下之寒。不知下寒上热，缘于土败，地黄滋湿伐阳，溃败脾土，服之上热愈增，下寒更剧，是以水益水以火益火也，土败阳亡，则人死矣。至于今日，恶风布扬，遍满天下，此实仁人君子之所深忧也。

自医理失传，火逆上热之证，概谓阴虚，肆用归地败土，枉杀生灵。至于妖魔下鬼，乃以龟板、天冬、知母、黄柏泻其微阳，得之立死，其祸更惨，此刘朱之遗毒也。君子不操燮理之权，以康斯世，见此群凶屠毒万代，安能默默无言耶！

治文源之病，用燥土降逆、暖水蛰火之法，十余剂，不再发。

卷四　素灵微蕴

消渴解

吴智渊，病消渴，胸膈燥热如焚，日饮凉水石余，溲亦石余，溲下温热，将毕则寒，其色白浊，魄门失气亦凉，天寒腿膝颇冷，善食善饥，数倍其常。

此缘湿土遏抑，风木疏泄。心火本热，肾水本寒，平人火不上热，水不下寒者，以水根于火，火根于水也。水根于火，则九天之上，阳极阴生，常肃然而如秋，火根于水，则九地之下，阴极阳化，常煦然而如春。盖阳降而化浊阴，又含阳气，阴升而化清阳，又抱阴精，此水火交济之常也。阴阳之升降，必由左右，左右者，阴阳之道路也。右为肺金，左为肝木，金不右降，则火逆而生上热，木不左升，则水陷而生下寒，下寒则肝木郁泄而善溲，上热则肺金枯燥而善饮。而消渴之病，则独责肝木而不责肺金，仲景《伤寒》、《金匮》：厥阴之为病，消渴。以厥阴风木，生于癸水而长于己土，水寒土湿，生长不遂，木郁风动，疏泄失藏，则善溲溺，风燥亡津，肺金不泽，则善消渴，溲溺不止者，乙木之陷也，消渴不已者，甲木之逆也。甲木化气于相火，与手少阳三焦并归癸水，而约小便。《灵枢·本输》：三焦者，入络膀胱，约下焦，实则闭癃，虚则遗溺。手足少阳，秘藏癸水之中，则下不淋遗而上无消渴，癸水不藏，甲木上逆，则相火升炎而病消渴，三焦下陷，则相火沦落而病淋遗。盖膀胱者，州都之官，津液藏焉，三焦者，决渎之官，水道出焉，膀胱主藏，三焦主出，水善藏而火善泄，其性然也。三焦之火，秘于肾藏，则藏温而府清，三焦之火，泄于膀胱，则藏寒而府热，府清则水利，府热则溺癃。而三焦之火，不无盛衰，其火盛而陷者，则水府热涩，其火衰而陷者，则水府寒滑。热涩者，实则闭癃也，寒滑者，虚则遗溺也。膀胱寒滑，藏气失政，故多溲溺。甲木之逆，三焦之陷，则皆乙木泄之也，是以独责之厥阴。

而乙木之泄，则由太阴之湿陷，阳明之燥逆也。"阴阳别论"：二阳结，谓之消。二阳者，手足阳明。手阳明以燥金主令，足阳明从令而化燥，足太阴以湿土主令，手太阴化气而为湿。湿济其燥，则肺胃清降而上不过饮，燥济其湿，则肝脾温升而下不多溲。阳明燥结于上脘，故相火燔蒸而善渴，太阴湿郁于下脘，故风木疏泄而善溺。《金匮》：男子消渴，饮水一斗，小便一斗者，肾气丸主之。相火在水，是为肾气，附子补肾中阳根，召摄相火，相火蛰藏，则渴止而逆收，此反本还原之法也。地黄、丹皮，清乙木而润风燥，泽泻、茯苓，渗己土而退湿淫，桂枝达肝脾之遏陷，薯蓣、茱萸[①]，敛精溺之输泄，附子温肾水之寒[②]。方制精良，毫无缺欠矣。

然阴阳有进退，燥湿有消长，此非尽阳明之病也。消渴而水利者，燥多而湿少，当属之阳明，消渴而溺癃者，湿多而燥少，宜属之太阴。以土湿非旺，则风木疏泄而不藏，是以水利，土湿过甚，则风木疏泄而不通，是以溺癃。二阳结，谓之消，是阳明燥盛而水利者也，二阳之病发心脾，有不得隐曲，女子不月，其传为风消，是太阴湿盛而溺癃者也。盖乙木藏血则孕丁火，脾土湿陷，木郁风生，必病消渴。血中温气，化火之根，温气抑遏，子母感应，心火必炎。相火者，君火之佐，君相同气，有感必应，其势如此。病起二阳而究归心脾者，太阴之湿盛也。心火上[③]炎，热甚津亡，故常燥渴。脾土下陷，湿旺木郁，故少溲溺。肝主筋，前阴者，筋之聚，其在男子，则宗筋短缩，隐曲不利，其在女子，则出经血瘀涩，月事不来，总由风木盘塞而莫能泄也。如此则宜减地黄而增丹皮，去附子而加芍药。缘木郁不泄，温气陷而生下热，膀胱热癃，则宜芍药，经脉闭结，营血不流，则宜丹皮，去附子之助热，减地黄之滋湿，药随病变，无容胶执也。《金匮》以八味治小便不利，是无下热者。

---

① 茱萸　原脱，诸本均同，据《金匮悬解·卷十一》补。

② 附子温肾水之寒　原脱，诸本均同，据《四圣心源·卷五》补。

③ 上　原作“势”，诸本均同，据上下文义改。

后世庸工或以承气泻火，或以六味补水，或以四物滋阴，述作相承，千秋一例，而《金匮》立法，昭若日星，何其若罔闻知也。至喻嘉言解《金匮·消渴》厥阴为病一条，以为后人从《伤寒》采入，其于《伤寒》、《金匮》，一丝不解，是又庸医之下者矣。嘉言谓伤寒热深厥深，与杂证不同，是袭传经为热之说，不通极矣！又以下消为热，更谬！

经义渊微，固属难解，仲景八味之法，与岐伯二阳结义同符，特①庸工不悟耳。

智渊病用肾气丸料煎汤冷饮，覆杯渴止，积年之苦遂除。

气鼓解

田龙章，初秋病痢，服药数剂，痢愈而腹胀，得食更甚，胁内气冲作痛。用温中散滞之方，胀消，心绪烦乱，悦怒不平。又以忿恚而发，数发之后，脐内肿胀，遂成气鼓，喘呼不卧，溲溺艰涩，诸味俱绝，食甘稍差。

此缘脾土湿陷，木郁不达。肾司二便，而粪溺之输泄，其职在肝。阳衰土湿，脾气郁陷，抑遏乙木升发之气，下冲魄门，泄其积郁，而传道阻梗，是以病痢。过服寒泄，伤其脾阳，痢止土败，不能升运，木气犹遏，故多忿怒。怒伤肝气，贼虚脾土，肝脾郁迫，不得发舒，故清气壅阻，

① 特 但也。

而为肿胀。脾主消磨，肝主疏泄，饮食入胃，脾阳升磨，谷精上运，则化气血，谷滓下传，则为大便。而水之消化，全赖土燥，克以燥土，蒸而为气，雾气降洒，化而为水，以输膀胱。粪溺蓄积，泄以风木之气，水利于前，谷行于后，则后不至泄而前不至淋。水利土燥，脾升木达，清阳旋转，肿胀所以不作也。土湿不能蒸水化气，乃与谷滓并入二肠，水停湿旺，土陷木郁，木气冲决，但冲二肠而为泄利，不开膀胱而导闭癃，是以后窍滑而前窍涩。前窍不开，湿无去路，肝脾日郁，此肿胀所由作也。

肺主气而行水，脾气陷塞，胃无下行之路，则肺金逆上，不能下降而为水，雾气堙淤，故生痰喘。气位于上，水位于下，上不病气鼓，下不病水胀者，气水各得其位也。惟水逆于上，则病水胀，气陷于下，则病气鼓。《金匮》：腰以上肿，当发其汗，腰以下肿，当利其小便。发其汗者，使积水化气，泄于汗孔，利其小便者，使积气化水，泄于膀胱也。

膀胱通塞，司于三焦，三焦之火，随太阳下行，温肾水而约膀胱，虚则遗溺而不藏，实则闭涩而不通。所谓实者，三焦之火陷于膀胱也，火陷于膀胱者，肝脾之不升也，肝木下陷，郁而生热，传于脾土，土木合邪，传于膀胱，膀胱瘀热，故小便淋涩黄赤。黄者土色之下行，赤者火色之下现。肾主蛰藏，三焦之火秘于肾藏，肾水暖则上生肝木，木之温者，秉于水中之火也。肝木温升，则化心火，肝木不升，温气遏陷，故生下热。温气下陷，生意不遂而愈欲疏泄，故相火失藏。

此宜燥土升陷，而达木气。土燥阳升，消化水谷，水能化气而气复化水，下注膀胱，水道清利，湿气渗泄，肝脾升达，肿胀自消。庸工见其小便热涩，而以黄柏、知母清泻膀胱之热，脾阳更败，湿陷益增，是拯溺而投之以石也，岂不谬与！若藏府之中，湿旺气结，久而不行，化生腐败，腐败瘀填，则用疏涤五藏之法，去其菀陈。腐败全消，脾阳升布，则精气动薄，神化回潏，寿命永固，长生不老，此除旧布新之法也。

人生于火而死于水，以阳生而阴杀也。土者，火之子而水之夫，所以制水而救火。太阴湿土，虽名克水，而湿性易发，辄为水侮，故仲景立方，第有泻湿之论，而无补水之条。至刘朱二家，专事泻火，而鼓胀一门，亦谓湿热，不知湿热之原，何由而成，此并蛙夏虫之见耳。薛氏加减肾气之法，地黄滋其土湿，牛膝陷其脾阳，附子不能补水中之火，反以益肝胆膀胱之热，服之病轻者效，病重者死，非气鼓之良法也。其减地黄、附子，增车前而倍茯苓，亦恐其滋湿而生热，而不知为湿热之媒，譬犹遗盖而逃雨也，无之而非湿矣。庸工见八味助火，改事寒凉，杀人更捷。此刘朱之遗祸，至今不息，良可悲夫！

龙章病，用燥土达木、行郁升陷之味，十余日全瘳。

噎膈解

李玉林，因积忿病膈，喉紧胸痞，饮食艰阻，焦物稍下，右肋胀痛，腹满气逆，环脐痛楚，酸水泛溢，日呕胶痰，得酒更多，便干，完谷不化。病将半年，日月增剧。医教以多饮牛乳，或欲以甘遂下痰，迟疑未服。

此缘肝脾湿陷，肺胃壅阻。人之中气，左旋而化脾土，右转而化胃土。中气健旺，阴阳不偏，则胃气下行，浊阴右降，清虚而善容，脾气上行，清阳左升，温暖而善消。枢轴运动，水谷消磨，精华上奉，渣滓下传，旧谷既腐，新谷又至，气化循环，仓廪常开，所以不病噎膈也。

中气在阴阳之交，水火之分，不燥不湿，不热不寒。脾升则阳气发生而化温，胃降则阴气收敛而化燥，清阳化火乃为热，浊阴化水乃为寒，然则坎离之本，是在戊己，戊己之原，实归中气。中年以外，戊土之阴渐长，己土之阳渐消，往往湿增而燥减，水旺而火衰。寒水胜火，入土化湿，水寒则乙木不生，土湿则肝气不达，重以积怒伤肝，克贼脾土，肝脾郁陷，水谷不消，则肺胃痞升，饮食不纳，相因之理也。

肺位于胸，胆位于胁，皆随胃土下行，胃气上逆，肺胆无下行之路，食下而肺胆愈壅，故胸痞而胁胀。背者胸之府，肺气壅遏，胸膈莫容，逆冲肩背，故肩胛之痛生焉。痰饮者，土金湿旺，雾气湮郁所化。饮食入胃，水谷之消磨，赖乎脾阳，精华之洒陈，赖乎肺气。饮食腐化，游溢精气，上输于脾，脾气散精，上归于肺，肺气飘扬，氤氲布濩，所谓上焦如雾者也。肺气清肃，将此水谷精华，宣布于毛脉藏府之中，化为津液精血，所谓上焦开发，宣五谷味，熏肤，充身，泽毛，若雾露之溉者是也。足太阴以湿土主令，手太阴从湿土化气，燥衰湿旺，木郁金革，水谷在脾而消磨不速，精华入肺而洒陈不利，则气滞津凝，淫泆而化痰涎。肺胃上逆，浊气填塞，益以痰涎瘀阻，胶黏不下，此噎膈所由来也。

肺与大肠，表里同气，肺气化津，滋灌大肠，则肠滑而便易。饮食消腐，其权在脾，粪溺疏泄，其职在肝，以肝性发扬，而渣滓盈满，碍其布舒之气，则冲决二阴，行其疏泄，催以风力，故传送无阻。脾土湿陷，风木不达，疏泄之令弗行，则阴气凝塞，肠窍全闭，关隘阻隔，传道维艰。而饮食有限，糟粕无多，不能冲关破隘，顺行而下，零星断落，不相联接。大肠以燥金之府，而津液上凝，不复下润，故粪粒干燥，梗涩难下。膀胱者，津液之府，津液之源，化于肺气，气滞痰结，不获①化生津液，下注膀胱，故水道枯竭，小便不利。“阴阳别论”：三阳结，谓之膈。三阳者，太阳也，足太阳膀胱结则小便癃，手太阳小肠结则大便闭。前后闭癃，浊气不能下泄，因而上逆。浊

① 获 得也。

气冲逆，上脘痞塞，是以食阻而不纳。肝脾升达，则下窍疏通而善出，肺胃降敛，则上窍空洞而善入，脾陷胃逆，升降颠倒，则上下不开，出纳俱废。病在饮食便溺之间，而总以中脘之阳虚也。

朱丹溪以下愚谈医，于噎膈一门，首开滋润之法，阳虚湿旺，再以牛羊乳酪败脾阳而助土湿，无不死者。赵氏《医贯》，更扇其虐，乃以六味补阴，吕用晦赞扬而刻行之，致使群愚诵习，毒流天下后世，可胜叹哉！

丹溪论病，悉归于痰，不知痰饮化生，全因土败湿滋，乃于噎膈痰多，竟以为燥，此狂夫之下者。是后医书，皆袭其讹，以为阴亏燥甚，遂使病者多死。此自中古以来，庸流立法之误，并非不起之证也。

玉林病，用燥土行郁、升陷降逆、温胃滑肠之法，十余日后，二便皆通，逆气悉下，饮啖如常。

反胃解

林氏，怒后胸膈热痛，吐血烦闷，多痰，头疼作呕，因成反胃，头面四肢浮肿，肌骨渐瘦，常下紫血。夏月心痛恒作，腹中三块如石，一在左胁，一在右胁，一在心下，痛时三块上冲，痞满嗳浊，心烦口渴，旋饮旋吐，手足厥冷如冰，交秋则愈。经来腹痛，遍身皮肉筋骨皆痛，上热燔蒸。初病因丧爱子痛哭，泪尽血流，后遭父姑之丧，凡哭皆血。鱼肉瓜果，概不敢食，恃粥而已。粥下至膈即上，时而吐蛔，少腹结塞，喘息不通，小便红浊淋涩，粪若羊矢。半月以后，嗽喘惊悸不寐，合眼欲睡，身跳尺余，醒梦汗流，往来寒热。凡心绪不快，及目眶青黑，则病发必剧。病九年矣，滴水弗存，粒米不纳，服药汤丸俱吐。

此缘脾陷胃逆，出纳皆阻。胃主降浊，脾主升清，脾升则清气上达，粪溺无阻，胃降则浊气下传，饮食不呕，脾陷而清气填塞，是以涩闭，胃逆而浊气冲逆，是以涌吐。而出纳废弃，上下关格，总由中脘阳虚，脾胃湿寒，不能消水而化谷。盖水谷消化，糟粕下传，胃无陈宿，故不呕也，即呕亦无物，脾胃湿寒，水谷不消，陈宿停留，壅碍阳明虚受之常，则中脘郁胀，升降倒行，胃气上逆，故呕吐不存也。胃以下行为顺，上行为反，上行之久，习为自然，食停即吐，永不顺降，故曰胃反。饮食不存，无复渣滓入于二便，而肝脾郁结，肠窍塞闭，是以便溺不利。胃气上逆，肺胆莫降，相火刑金，故上热郁蒸，嗽喘燥渴。辛金不收，则气滞而痰凝。甲木失藏，则胆虚而惊作。相火升炎，泄而不秘，皮毛开滑，斯常汗流。神气浮动，自少梦寐。六月湿旺，胃气更逆，愈阻胆经降路，甲木郁迫，贼伤胃气，则胃口疼痛。少阳经脉，自胃口而下两胁，经府俱逆，不得舒布，两气抟塞，因成三块。甲木升击，则三块齐冲，土木纠缠，故痞塞嗳气。交秋燥动湿收，是以病愈也。

血藏于肝而敛于肺，阴分之血，肝气升之，故不下脱，阳分之血，肺气敛之，故不上溢。血以阴体而含阳气，温则升，清则降，热则上流，寒则下泄，下温而上清，则条达而红鲜，上热而下寒，则瘀凝而紫黑，凝瘀之久，蓄积莫容，乃病外亡。相火升泄，上热下寒，阳分之血，已从上溢，阴分之血，必从下脱，经脉败漏，紫黑不鲜，一月数来，或半月方止者，血海寒陷而不升也。经血寒瘀，月期满盈，阻碍风木发舒之气，郁勃冲突，是以腹痛。既不上达，则必下泄，而木气遏陷，疏泄不畅，是以血下而梗涩也。刘朱论血，以紫黑为热，谬矣！肝藏血而窍于目，肾主五液，入肝为泪，肝气上通于心。《灵枢·口问》：心者，五藏六府之主也，目者，宗脉之所聚，上液之道也，悲哀忧愁则心动，心动则五藏六府皆摇，摇则宗脉感而液道开，故泣出焉。悲哀动中，肝液上涌，营血感应，宗脉开张，木火升泄，而金水不能敛藏，是以血泪俱下也。肝脾郁陷，下焦堵塞，故少腹结硬，喘息不通。肝属木，其色青，其志怒，其窍为目。《灵枢·五阅五使》：肝病者，眦青，肝病则郁怒而克脾土，故青色见于目眦，目眶青则病重者，木贼而土败也。木郁则生虫，肝郁则生蛔，故《伤寒·厥阴》有吐蛔之条，亦由土湿而木遏也。脾主肌肉，四肢之本，湿旺脾郁，肌肉壅滞而四肢失秉，故生肿胀，经后血脱，温气亡泄，脾阳愈败，故肿胀愈加也。土亏阳败，病重邪深，幸以下窍结涩，阳根未断，是以久病长危而不死也。

林氏久病，几于绝粒。用燥土暖水、温胃降逆、疏木行郁之法，川椒、附子、干姜、茯苓、甘草、桂枝、白芍、丹皮、半夏、苁蓉，半月愈。

中风解

马孝和，素以生计忧劳，因怒中风，左手足卷屈，寒冷如冰，遍身骨痛，惟左半无觉，夜烦谵语不寐，能食不能饮，饮则气逆欲吐，胸闷痰多，大便燥结，小便痛涩，肌色皯黷①，精神惶惑，遇亲故慰问，泣下沾衣。

此缘水寒土湿，木郁风生。肝位于左，其志为怒，其气为风。《子华子》：西方阴，止以收，而生燥，东方阳，动以散，而生风。观之于天，大块②之噫气，必自春发，推之于人，人生之息吹，必自肝生。厥阴风木之气，天人所同也，而土燥水暖，则风生不烈，以木生于水而长于土，水暖则生发滋荣，土燥则长育条畅，和风舒布，必无飘忽激扬之灾。水寒土湿，生长不遂，木郁风发，极力疏泄，乃有播土扬沙，摧枯拉朽诸变。木性疏泄，水性蛰藏，使阳根未断，藏气稍存，虽风木飘扬，不至尽泄。《子华子》：水阳也，而其伏为阴，风阴也，而其发为阳，阳根不至升泄于风木者，全赖肾阴之能伏耳。今土湿水寒，阳根欲绝，

---

① 皯黷　枯焦晦黑。

② 大块　大自然。

风木郁飘，肾精不藏，值怒动肝气，飘风勃发，益以感冒虚邪，束其皮毛，里气郁遏，愈增激烈，风力簸扇，津液消亡，则筋脉挛缩，而病偏枯。此病生于内，而非中八风之虚邪，不能伤也。

肾藏精而主骨，肝藏血而主筋，风燥亡阴，精血枯槁，筋骨失养，故卷屈疼痛。左手足者，风木之位，是以偏伤。肝血既耗，则阳明与冲脉之血，必不充足。阳明多气多血之经，主润宗筋，宗筋主束骨而利机关。冲脉者，经脉之海，主渗灌溪谷，与阳明合于宗筋。肘膝者，溪谷之会，机关之室。阳明冲脉经血枯燥，溪谷焦涸，故机关不利。肝心子母之藏，肝气传心，母病累子，心液亡而神明乱，故烦躁谵语。风木疏泄，阳气不敛，君相升浮，故不能寐。夜半阴隆，阳泄而不藏，故中夜病剧也。大小便者，膀胱大肠之府，开窍于肾，而输泄之权，则在于肝，风动血亏，输泄不畅，故便干而溺涩也。腿膝厥冷之证，属在厥阴。阴性寒而阳性热，平人阴阳交济，则上不热而下不寒。厥阴阴极阳生，水为母而火为子，受母气于北地，所以下寒，胎子气于南天，所以上热。阳上阴下，不相交接，故厥阴经病，独有厥证。上下者，阴阳之定位也，左右者，阴阳之道路也，风木未极疏泄，则火炎于子宫，水沍于母位，上下之寒热，不至易地。风木大发，扫地无余，阳根尽亡，温气全泄，乙木之温夺于癸水之寒，变东方阳和之地为北边冰雪之场，是以左半手足寒凉而无觉也。肺属金，其气燥，其志悲，其声哭，风伤津液，燥动悲生，触绪哀感，其性如此也。总以寒水泛滥，入土生湿，木郁风作，筋脉失荣。

脾者，孤藏以灌四旁，湿旺津瘀，不能四灌，故内愈湿而外益燥。一旦因情志之内伤，虚邪外袭，风燥血烁，筋挛体枯。以风木而刑湿土，湿气堙郁，化生败浊，孔窍填塞，肺府郁闷，胃逆则神迷，脾陷则言拙，是皆中气之败也。汤入则吐者，滋其土湿，胃气愈逆也。

法当暖水燥土，而润风木。水暖土燥，乙木荣达，风静体伸，复其骨健筋柔之素矣。

中风证，时医知有外邪，不知有内伤，全用辛温发散，误矣，又或用硝黄下药，是速其死。病理微妙，非近代粗工所知，如刘河间、李东垣、朱丹溪辈，曷能解此！张景岳愚而妄作，又创为非风之论，是敢与岐黄仲景为敌也！又与气脱之证相提并论，尤属愚昧。气脱者，昏迷颠仆，朝病夕死，中风偏枯痿废，犹延数年之命，久病方死，安可混言！风者，百病之长，外感悉同，而病象悬殊，以人之本气不一也。中风，水寒土湿，木郁风摇，外袭风淫，表里皆病，初[1]无西北东南真假之殊。前人之论，一字不通，无足多辨者。

孝和病，用暖水燥土、滋木清风之法，十余剂拥杖而

① 初 本也。

起，放杖而笑，不知病之去也。

《吕氏春秋》：鲁人有公孙悼者，谓人曰：吾能起死人，吾故能治偏枯，今吾倍所以治偏枯之药，则能起死人矣。公孙悼虽不能起死人，然未尝不善治偏枯。后之医者，倍死人之药，以起偏枯，良可叹息也。

带下解

李氏，夏病赤带，内杂白沙如豆，并下紫血，食不甘味，入口作苦，咽干胸燥思饮，而内实不渴，大便泄利，小便淋浊，溺前作痛，溺后作痒。

此缘脾土湿陷，风木疏泄。精藏于肾，其性封蛰，而肾水蛰封，由于肺金之收敛，收则生燥，手阳明以燥金主令，足阳明从燥金化气，戊土燥降，收敛得政，阳蛰九地之下，则癸水温暖，藏而不泄。阳明之燥夺于太阴之湿，则戊土不降，肺金失收敛之令，相火升泄，于是癸水莫藏。肾主蛰藏，肝主疏泄，己土湿陷，抑遏乙木生发之气，郁怒生风，竭力疏泄，木能疏泄而水不蛰藏，其在男子，则病遗精，其在女子，则病带下。《灵枢·五癃津液》：阴阳不和即水火不交。则使液溢而下流于阴，髓液皆减而下，下过度则虚，虚故腰背痛而胫酸，即遗精带下之证也。女子带下，精液流溢，五色不同。“上古天真论”：肾者主水，受五藏六府之精而藏之。肾水失藏，五藏陷流，一藏偏伤，则一色偏下。肝青、心赤、脾黄、肺白、肾黑，各有本色，是以不一也。

风木郁泄，相火不秘，甲木之火逆，则胸膈烦热，三焦之火陷，则膀胱热涩。风力郁冲，而木气遏陷，不能畅泄，故溲溺淋漓，梗阻难下。木以疏泄为性，水道不开，势必后冲谷道，以泄怫郁，水谷齐下，则成泄利。水曰润下，润下作咸，水之润下，莫过于海，故海水独咸，一经火煎日晒，则结咸块，白沙成粒者，相火陷于膀胱，煎熬溲溺而结，与煮海成盐之义正相同。膀胱热癃，精溺蹇塞，木气郁碍，是以作痛。精溺既下，而木郁未达，是以发痒。风木陷泄，肝血失藏，离经瘀郁，久而腐败，故紫黑时下。其病于夏暑者，湿旺木郁，非关热盛。秋凉则愈者，燥动而湿收也。然木郁热作，是病之标，而火泄水寒，是病之本，推其源流，则由奇经之任带二脉。“骨空论”：任脉为病，男子内结七疝，女子带下瘕聚。任为诸阴之长，水寒血冷，任脉凝冱，阴气抟结则为疝瘕，阴精流注则为带下，无二理也。带脉起于季胁，回身一周，居中焦之位，处上下之间，横束诸脉，环腰如带，所以使阳不上溢，阴不下泄。土败湿滋，带脉不束，督升任降，阳飞阴走，故精液淫溢而不收也。

《金匮》：妇人病下利，数十日不止，暮即发热，少腹里急，手掌烦热，唇口干燥，此病属带下。曾经半产，瘀血在少腹不去。以瘀血凝结，阻水火升降之路，则火逆而生热烦，水陷而为带下，此带证发作之因也。

此当温燥脾肾，疏木达郁，以荣风木。后之庸医，或用清利，或事固涩，阳败郁[1]增，则风木愈泄，是决江河之流而障之以手也，不竭不止矣。男子淋浊遗精，女子崩漏带下，病悉同源。而庸工不解，其所制各方，无可用者。

李氏，用燥土温中、疏肝清下、蛰火敛精之法，数日而瘳。

耳聋解

张氏，少因半产，下血虚损。中年腹中郁满，头目昏晕，咽喉有物如草。后因媳女卒病，惊悸火发，自肩上项，升腾耳后，右耳遂聋，数日左耳亦病滞塞，怒则更甚，头面麻痒，如蜂蚁纷挠，心烦生躁，则头上汗流，膈右烦热，胶痰瘀塞，食下胸闷吐酸，项脊筋疼，饥则心空气馁，酸水浸淫，心神慌乱不寐，寐必手足麻软，醒后不能转移，腿胫骨髓空虚，筋脉酸楚，膝踝浮肿，小便赤涩，病半年矣。

此缘土湿火升，清陷浊逆。“阴阳应象论”：北方生寒，在藏为肾，在窍为耳。耳为肾官，亦为心官，“金匮真言论”：南方赤色，入通于心，开窍于耳。肾藏精，心藏神，神为阳，精为阴，阳清而阴浊，清气上升，则孔窍空虚，浊气上逆，则孔窍闭塞，空虚则善听，闭塞则莫闻。而阴

① 郁 诸本均同，据上下文义，疑为“湿”字。

根于阳，阳根于阴，阴生则浊，阳生则清，清则必升，浊则必降。盖水为纯阴而内含阳气，此气左升，则化木火，是清阳出于浊阴之中也，火为纯阳，而中抱阴精，此精右降，则化金水，是浊阴生于清阳之内也。肾水之内，一阳常升，心火之中，一阴常降，七窍空虚，但有清阳布濩，而无一线浊阴，稍生闭塞，是以声入耳通，钜细必闻。非水火相济，精神互交，不能如是，故耳以一窍而并官心肾。

心为君火，相火者，君火之佐也。胆以甲木而化相火，随君火而交癸水，君相下根，则精温而清升，神肃而浊降。神胎于魂，魂藏于血，血统于肝，肝胆之气，表里相合，血脱则温气亡泄，魂虚木陷，不能生火化神，则心君浮动，常有升摇之意，而温泄胆寒，甲木失其培养，君相感应，亦将飞腾，其头目昏晕，咽喉梗碍者，皆甲木飘扬，根本不秘之象也，但未全逆耳。偶因惊悸卒发，君相同奔，浊气上逆，孔窍冲塞，是以重听不闻。少阳之脉，循耳后而下肩项，甲木逆冲，由经倒上，故相火升炎，自肩项而绕耳后也。君相下行，肺金敛之也。肺自右降，相火上逆，肺金被克，收令不行，故先聋右耳，胆自左升，续则渐及本位，故后聋左耳。怒则胆气更逆，是以病加。甲木郁升，浊气纷乱，故头面麻痒，如蚁动蜂飞。火能上泄，金不下敛，故头上汗流。肺被火刑，故膈右烦热。君相虚浮，故心慌胆怯，不能寐[1]也。

究其根原，总由阳衰而湿旺。太阴以湿土主令，而清气左升，则化阳魂，阳明从燥金化气，而浊气右降，则生阴魄。盖肺金藏气而含魄，胃为化气之原，气清则魄凝，肝木藏血而含魂，脾为生血之本，血温则魂见。气之清者，生水之基，故精孕于魄，血之温者，化火之根，故神胎于魂。火旺则土燥，水盛则土湿，燥济其湿，则胃降而脾升，湿夺其燥，则脾陷而胃逆。血脱温亡，泻其化火之根，火衰水盛，精藏生寒，寒水上泛，脾土滋湿，湿夺阳明之燥，脾陷胃逆，故君相拔根，而肺失收藏之政也。

胃土不降，浊气右填，肺津郁遏，凝为痰涎，蒸以君相之火，则胶塞不流。脾湿不化水谷，食下而中焦郁胀，肺胃更逆，故胸膈壅闷。肺气不得前下，逆而上冲，后侵太阳之部，故项脊筋疼。肾主髓，《灵枢·决气》：谷入气满，淖泽注于骨，补益脑髓，是肾为髓之下源而肺为髓之上源也，肺郁化痰，无缘下生肾水，故骨髓空虚。脾陷木遏，筋脉不舒，故觉酸楚。脾主五味，入肝为酸，土燥则乙木直升，土湿则乙木曲陷，吞吐酸水者，湿土而遭曲木，温气抑郁之所化也。谷消气馁，胃虚心空之时，乙木郁冲，故酸水泛滥。阳气不得下达，阴凝气滞，故膝踝浮肿。寐而中气愈郁，不能四布，故手足麻软。水源上竭，膀胱空

① 寐　其前原衍“梦”字，据闽本、蜀本、集成本删。

涸，而乙木遏陷，疏泄不行，是以水道淋涩也。

《灵枢·决气》：液脱者，脑髓消而胫酸，精脱者，耳聋，今骨髓空虚，膝胫酸楚，孔窍闭塞，音响不闻，浮[1]据经语，参以当年失血，甚似精血脱亡，阴虚阳盛。不知亡血失精，泻其阳根，水寒土湿，胃逆火升，故令病此。《灵枢·邪气藏府病形》：十二经脉，三百六十五络，其血气皆上于面而走孔窍，其别气走于耳而为听。而胆脉下行，正由耳旁，《灵枢·卫气》：足少阳之标，在窗笼之前，窗笼者，耳也，胃降则胆木下达而耳聪，胃逆则胆木上盘而耳聋。以耳者宗脉之所聚，胃者十二经脉之海，宗脉浊降而清升，机在阳明。"通评虚实论"：头痛耳鸣，九窍不利，肠胃之所生也。手阳明之燥衰，足阳明之湿旺，胃不化气于燥金，而化气于湿土，此头痛耳鸣，九窍不利之原也。

张氏病，为制燥土降逆、清金敛火、暖水升陷、疏木达郁之方，晨起净鼻，右耳响声如雷，豁然而通，鸟语蝇声，聒耳喧心，盘水洗面，波涛澎沛。此以久塞之窍，忽得清空，虚灵乍复，无足为怪。《晋书》：殷仲堪父名师。尝病耳聪，闻床下蚁动，声若牛斗，亦由宿障新开，是以如此。午后气平，声闻如常。接服十余剂，加椒、附温下而康。

① 浮 轻也。

目病解

玉楸子中外条固，夙无苛殃。甲寅八月，时年三十，左目红涩，三日后白睛如血，周外肿起，渐裹黑珠，口干不饮，并无上热烦渴之证。延一医诊之，高冠严色，口沫泉涌，以为大肠之火，用大黄黄连下之，不泄。又以重剂下之，微泄，不愈。乃意外有风寒，用滚茶一盆，覆衣熏蒸，汗流至踵，不愈。有老妪善针，轻刺白珠，出浊血数十滴如胶，红肿消退，颇觉清朗。前医犹谓风火不尽，饮以风燥苦寒数十剂，渐有飞白拂上，如轻雾蒙笼。伊谓恐薄翳渐长，乃用所谓孙真人秘方，名揭障丹，一派辛寒，日服二次。又有熏法，名冲翳散，药品如前，煎汤热覆，含筒吹熏，取汗如雨，每日一作。如此半月，薄翳渐长渐昏，蟹睛突生外眦，光流似电。脾阳大亏，数年之内，屡病中虚，至今未复。

此缘阳泄土败，木陷火亏。“金匮真言论”：东方色青，入通于肝，开窍于目。《灵枢·脉度》：肝气通于目，肝和则目能辨五色矣。目官于肝而实窍于心，“解精微论”：心者，五藏之专精，目者，其窍也。盖肝藏魂，肺藏魄，肾藏精，心藏神，肾为阴，心为阳。五行之性，阴静而阳动，静极则阴凝而为精，动极则阳发而为神。方其半静，精未凝也，而精之阴魄已结，方其半动，神未发也，而神之阳魂先生。《关尹子》：精者魄藏之，神者魂藏之，即此理也。

阴静则精凝而为幽，阳动则神发而为明，神魂者，肝心之阳，故并官于目。心以丁火而含阴根，降则化水，肾以癸水而含阳根，升则化火，火降而化浊阴，必由心而之肺，水升而化清阳，必由肾而之肝。有阳必升，无阴不降，升则下浊，降则上清。阴浊则暗，阳清则光，清阳之位，微阴不存，而后神魂发露而为明也。清阳上升，必由于脉，脉之沉者为经，浮者为络。头上经络，清升浊降，是谓纯阳，而诸脉皆属于目。《灵枢·邪气藏府病形》：十二经脉，三百六十五络，其血气皆上于面而走孔窍，其精气上走于目而为睛，是周身之阳，无不由脉而上升于目也。而诸脉之升，则由于心，以心主脉而窍于目，故诸脉在胸则皆属于心，在头则皆属于目，心目者，同为宗脉之所聚也。阳由脉升，则清明在上，以神生于阳而阳旺于火。少阴者，君火也，太阳者，寒水也，少阴以君火主令，降则下温而不寒，太阳从寒水化气，升则上清而不热。君火之降，必协甲木，甲木化气于相火，君令臣随，自然之理。君相之降，司之于金，金主收而水主藏，收令旺则君相之火由金而归水，神交于精，深根宁极，而后太阳之上升者，清虚而不乱，火清则神宇泰定，而天光发矣。手太阳以丙火而化寒水，升则火清。金气不降，则君火上炎而刑金，相火秉令，甲木亦逆，肺金被克，收令不行，火随经上，营血沸腾，白睛红肿，阳光散乱。清气陷遏，浊气郁升，云雾迷漫，乃生翳障。火退清升，云消雾散，翳障自平，阳衰气滞，云翳不退，障其神明，神虚不能外发，久则阳气陷亡，神去而明丧矣。

左目者，阳中之阳也。“阴阳应象论”：天不足西北，故西北阴也，而人右耳目不如左明，地不满东南，故东南阳也，而人左手足不如右强。阳者其精并于上，则上明而下虚，故其耳目聪明而手足不便也，阴者其精并于下，则下盛而上虚，故其耳目不聪明而手足便也。以东方者，金水既衰，木火方旺，清阳当令，神魂畅发，此升魂所以为贵而降魄所以为贱也。而阴魄右降，阳魂左升，全赖中气之运。中气运转，胃降脾升，则金收西北，阴从魄敛，木生东南，阳自魂发，浊阴归地，清阳上天，《亢仓子》所谓清而能久则明也。阳衰土湿，中气莫运，则升降迟滞，四维不转，水陷火逆，是以目病。水陷则乙木与庚金不升，火逆则甲木与辛金不降。木主血，金主气，乙木庚金不升，则气血之清者下陷，甲木辛金不降，则气血之浊者上凝，翳膜凝结。中气未败，俟其浊降清升，则明复翳退，弗为害也。乃火已降矣，犹以苦寒泄于下，辛燥汗于上，内外铲削，元气败竭，辛金甲木，永不能降，庚金乙木，永不能升，则阳常下陷而阴常上逆。头上经络，浊阴冲塞，气血凝涩，津液堙瘀，翳障层生，阳神蔽锢，而光明损矣。

《灵枢·决气》：气脱者，目不明。气统于外而根于中，人身下则肾气，上则肺气，中则胃气，外则卫气。气盛于外，故悉统于卫，而卫生于谷，故并根于中。卫气夜行于阴，昼行于阳，常随中气出入。其行于阳也，平旦寅初从足太阴之经而出于睛明，睛明在目之内眦，故目张而能视。卫出于目，则上下中外之阳随而俱升，阳盛则日月淑清而扬光矣。中气亡泄，诸阳俱败而不升，故目不明也。“五藏生成论”：肝受血而能视，以血藏温气，升则化火，魂舍于血而神生于魂也。二十难：脱阴者目盲，以阳根于阴，阴脱则阳根绝也。而究其根本，悉关中气。

后世庸工不解，或谓火盛，或谓阴虚，是以天之中央在燕之北与越之南也。至于火退昏翳，全由阳败，而再服清润，不亦谬乎。眼科如《原机启微》，一字不通。张子和、刘守真之论，更属荒诞，薛立斋妄载《医案》之中，赵养葵、吕用晦等谬加赞扬。继以《证治准绳》、《眼科全书》、《审视瑶函》、《银海精微》、《龙木禅师》[1] 诸书，真介葛卢[2]、管公明[3]所不解也。而九域传诵，业此名家，从此目病之人，皆变离朱[4]而为瞽旷矣。何图天壤之间，又有孙真人《秘谈》一书，更出诸人之下。今《千金》具在，岂思邀仙灵，而为此厉鬼耶！庸愚醉梦，习之以胶人目，谓非酷欤！

---

① 《龙木禅师》　指《眼科龙木论》。

② 介葛卢　春秋时介国国君，相传通兽语，见《左传·僖二十九年》。

③ 管公明　即管辂，字公明，三国·魏平原人，明《周易》，善卜筮，相传所占无不应。

④ 离朱　人名，古之明目者，见《庄子·骈拇》。

眼病悉在经络，其赤肿疼痛，皆手太①阴足少阳二气之逆冲也，法宜清胆肺而降冲逆。至于中虚下寒，则全宜温燥。白珠红肿，当行其瘀血，浮翳初生，先破其滞气，自应随手病除。乃不事此，妄以汗下亡阳，致使中气颓败，翳障坚老，何哉！

① 太 原作“少”，诸本均同，据下文“清胆肺”改。

序　意

玉楸先生，宰思损虑，气漠神融，清耳而听，明目而视。既遭庸医之祸，乃喟然太息，仰榱而叹曰：是余之罪也。夫昔杜子夏、殷仲堪[1]辈，祸剧折肱，而未尝游思医事，后之病者，不能遁天之刑也。

古之至人，视听不用耳目，自兹吾作庚桑子矣。杜门谢客，罄心渺虑，思黄帝、岐伯、越人、仲景之道，三载而悟，乃知夫圣人之言冥冥，所以使人盲也。

轩岐既往，《灵》、《素》犹传，世历三古[2]，人更四圣，当途而后，赤水迷津[3]，而一火薪传，何敢让焉。因溯四圣之心传，作《素灵微蕴》二十有六篇，原始要终，以究天人之际，成一家之言。藏诸空山，以待后之达人。岁在庚申[4]九月二十八日草成。

悲夫！昔屈子、吕氏之伦。咸以穷愁著书，自见于

---

① 杜子夏、段仲堪　此二人皆盲一目。

② 三古　即夏、商、周也。

③ 赤水迷津　寻觅不到赤水的渡口。在此指迷失方向。

④ 庚申　乾隆五年庚申，即公元1740年。

后，垂诸竹素，不可殚述。使非意有郁结，曷能冥心于冲虚之表，骛精于恍惚之庭，论书策以抒怀，垂文章以行远哉！

杝　元[1]

玉楸子著《素灵微蕴》既成，徇华之客，以为不急之务，虚絙岁月，乃述上圣之功，剖作者之意，作杝元以解嘲。其辞曰：

涒滩之岁，节届初冬，玉楸子独处乎寒青之馆，神宁于遥碧之亭，时则玄阴晦朔，素雪飘零，梧槭槭而叶堕，松谡谡而风清，闲庭寂寥，不闻人声。

有北里望人者，轩车南驾，驻辔相过。袨服綷縩，高冠伟峨，扬眉张颊，言涌如波。闻子穷年作解，一空冥搜，椓天地之奥，锲鬼神之幽，障千寻之浪，扫五里之雾，信乎？玉楸子曰：唯。客乃傲然而笑曰：吁嗟吾子，茫乎愚矣！乃者乾光耀采，文运璘斌，群才云骇，万汇烟屯，人附虬龙之翼，家荫鸾凤之林，蔚然如长风之凌劲翮，荡乎若大壑之纵游鳞，是以朝无佞禄，野无伪隐，滋兰蕙之不足，又曷事乎析薪。今吾子匿秀山巅，藏云水曲，栖心于

---

① 杝（chǐ 齿）元　“杝”，依木之纹理劈开，在此引申作依理剖析。“元”通“原”。“杝元”，剖白原义也。

恍惚之庭，梏神于冥漠之麓，意疲精殚，手胼口瘃，仰远骛乎九霄，俯深钓于穷谷，纵彰微理于遐年，畅名言于遗录，曾不得掇巍科，阚朝轴，凌高轩，纡佩玉，洵所谓刻棘端之沐猴，镂冰玉之画瑕，人以为结珞之与玙璠，吾以为燕石之与鼠璞。况今医子蜂生，方书代作，人自以为俞跗，家自以为扁鹊，附托贵游，凭依高爵，舒虹霓以蕃尘，攀骊龙而云薄，莫不意色磏礚，声华灼烁。今吾子足不出于方州，行不越乎闾里，抱一篇以长吟，面百城以自喜，仰屋梁以咨嗟，抚空几而叹只。子不如还车息驾，折柱摧弦，萧凉书阁，寂寞云檐，松声两岸，花影一帘，于焉啸乐可以盘桓，何为涉彼漫漫之歧路，遣此骎骎之岁年！

玉楸子振臂而起，仰天而嘘：夫闻清商而谓角，非徽弦之过，听者之不聪也。见和璧而曰石，非琼瑶之贱，视者之不明也。世皆宝瓴甋而憎琬璞，重笳拍而弃钟吕，又何诧乎子之舌谰谰而口诈诈。

厥初生民，风淳气平，浑固敦庞，人鲜疾病。五子相荡，二气初竟，夭札疵疠，梏窳厥性。乃有黄帝，运起天钟，传经玉版，示药昆峰。道遵岐伯，业受雷公，向天老而问凤，驱黄神以驭龙，补造化之缺漏，济民物之伤残，功与天地相并，术与鬼神通玄，遐哉邈矣，不可得而述殚。

无何鼎湖一去，攀髯长号，云迷大谷，鬼哭秋郊，黎丘昼市，枭鹂夜咷。人误药术，家习圭刀，双目戢戢，众口呶呶。聆其议论，则风飞云逸，溯厥指归，则烟笼雾飘，无不齿有刃而舌有剑，胸有斧而手有刀。似此悠悠，何足谈悉，遥望前修，慨而叹矣。关情玉机，阻隽灵兰，如墨如漆，亦几千年。谁从此日，握要钩玄，相煦以燠，相濯以寒。至于仆者，丘园散诞，松菊徘徊，慕仲长统之乐志，企赵元叔之壮怀，晓云西去，夜月东来，挥落叶哀鸿之曲，倾梅花寒雪之杯，既息心以遗累，复违俗而舒襟，良无求于富贵，亦何羡乎卢文。乃偶撄末疾，见误庸医，夷然太息，键户深思，澄心凝虑，六年于兹。当其午夜篝灯，心源默辟，擢笔灵飞，抚几神蓦，砉然天开，磔然理易，于是凿先圣未雕之璞，探千秋永坠之奇，腾幽振微，破险开迷，闳言眇旨，磅礴陆离。不知兹固不足以扬天地之大化，继古圣之匡维，柬群言之淆乱，回苍生之颠沛也。

呜呼！玄风既邈，大道遂沦，世憎其璞，人恶其真，率信耳而疑目，咸誉古而疵今。季主揲卦，贾生有居鄙之诮，子云著书，刘子发覆瓿之言，故孟坚寄慨于《宾戏》之作，景纯迷意于《客傲》之篇。纵受嗤于一世，终留誉于万年，彼流俗之谣诼，亦何屑而论旃。

今子失辔于康庄之路，熏心于荣利之场，虽目动而言肆，实墨明而狐苍。乃欲持眇见以訾大道，是何异乘车鼠穴而欲穷章台之广狭，企足蚁封而欲测渤海之渺茫也，不亦妄欤！

难经悬解

难经悬解自序

昔黄帝传《内经》，扁鹊作《难经》，《史·仓公传》所谓黄帝、扁鹊之脉书，黄帝脉书即《内经》，扁鹊脉书即《难经》也。妙理风生，疑从雾散，此真千古解人①！其见五藏癥结，全恃乎此，不须长桑灵药，上池神水也。而《史》传载之，此子长②不解耳。

扁鹊姓秦，名越人，齐勃海人也，家于鄚③。为医或在齐，或在赵，在齐号卢医，在赵名扁鹊。过邯郸，闻贵妇人，即为带下医。过洛阳，闻周人爱老人，即为耳目痹医。入咸阳，闻秦人爱小儿，即为小儿医。扁鹊名闻天下，其生虢太子也，天下尽以扁鹊能生死人。扁鹊曰：越人非能生死人也，此自当生者，越人能使之起耳。《史·扁鹊传》。

嗟乎！秦越人不能生死人，何今之人偏能死生人耶？天下之病，孰非当生者，遇越人而生，遇余人而死。越人，

① 解人　谓见事高明，通晓理趣之人也。

② 子长　汉·司马迁，字子长。

③ 鄚　原作"郑"，形近之误。"鄚"，今河北省任邱县，春秋时属齐国版图。

一人而已，而后世医工，自仲景以来，不知几千人也，则其当生者，万不一生矣。人无不病，医无不死，遥遥二千年中，死于兵荒刑戮者十之一，死于医药服食者十之九。天地之大德曰生，庸妄之大憝曰杀，天地之善生，不敌庸妄之善杀也，仁人君子，能无恸乎！来者悲生灵之毒祸，伤今古之奇冤，未得晏然自已也。

丙子五月，《灵枢解》[①] 成。岐黄而后，难《灵》、《素》者，扁鹊耳。代天地司生者寥寥无几，代天地司杀者芸芸不绝，《难经》不可不解也。五月十六日创始，二十二日书竣。

扁鹊，千古死人也，孰知死人而生死人？扁鹊生不能生死人也，况其死乎！但使自今以往，当生者皆使之起，则扁鹊虽死，而其德大矣！

乾隆二十一年五月丙寅黄元御撰

① 《灵枢解》　即《灵枢悬解》。

新刻难经悬解叙

昔黄帝与岐伯、雷公、鬼臾区之伦，质疑辨难，更相问答，作《素问》、《灵枢》，垂法万世。其理玄，其趣博，文约而旨丰，事近而义远，读之者且浩乎莫寻其津涯，杳乎莫测其渊深也，又孰从而难之哉！勃海秦越人，析其秘，撷其腴，著《难经》二卷，信足阐古圣之精微，为大道之津筏，后有作者，弗可及矣！

惜乎！去圣逾远，斯道逾微。虽注之者先后数十家，多出自凡庸之手，或援经引典，半涉支离，或编说绘图，适形固陋。间有一斑略识，而豹管徒窥，非无寸莛[①]偶持，而鲸铿[②]莫发，适以滋下土之聚讼，何足衍先哲之绪言！盖非至明者，不能究厥指归，且非至精者，不能穷其理致也。

昌邑黄坤载先生，博极群书，兼综众妙，蕴探玉版，钥启灵兰，意蕊争飞，心源默印。遂草兹玄构，以绍彼薪传，顿使榛芜[③]路辟，匣镜尘捐，宿障云开，旧

① 莛（tíng 廷）　杆也。
② 鲸铿　鲸鱼形之杵，以之撞钟也。
③ 榛芜　草木丛杂也。

疑冰释。然而青萍结绿[1]，识者綦[2]难，白雪阳春，知音盖鲜，苟非广为流传，将虑久而湮没。偶得秘帙，亟付梓人，庶几斯学晦而复明，微言绝而更续，播之后代，永永无穷耳。

同治十一年壬申四月阳湖冯承熙叙

① 青萍结绿　“青萍”，剑名。“结绿”，宝玉名。“青萍结绿”，稀世之宝也。

② 綦（qí奇）　《荀子·王霸》：“目欲綦色，耳欲綦声。”《注》：“綦，极也。”

难经悬解

卷上

一难

一难曰：十二经中，皆有动脉，独取寸口，以决五藏六府死生吉凶之法，何谓也？然：寸口者，脉之大会，手太阴之动脉也。

难，问难[1]也。《难经》者，问难《黄帝内经》之义也。黄帝咨岐伯，作《素问》、《灵枢经》，谓之《内经》。

十二经中，皆有动脉，手太阴脉动中府、云门、天府、侠白，手阳明脉动合谷、阳溪，手少阴脉动极泉、神门，手太阳脉动天窗，手厥阴脉动劳宫，手少阳脉动禾髎，足太阴脉动箕门、冲门，足阳明脉动大迎、人迎、气街、冲阳，足少阴脉动太溪、阴谷，足太阳脉动委中，足厥阴脉动太冲、五里、阴廉，足少阳脉动听会、颔厌。皆穴名。然，答语辞。寸口者，脉之大会，以肺主气，十二经之脉动，肺气鼓之也，故肺朝百脉，

① 问难　谓析疑辩惑，相与驳诘也。

十二经脉，皆朝宗于肺。而大会于寸口。寸口者，气口成寸，以决死生，《素问·经脉别论》语。故曰寸口。气口，即寸口也。寸口三部，鱼际为寸，太渊为关，经渠为尺，皆穴名。是手太阴肺经之动脉也。四十五难：脉会太渊，亦是此义。

人一呼脉行三寸，一吸脉行三寸，呼吸定息，脉行六寸。人一日一夜，凡一万三千五百息，脉行五十度，周于身，漏水下百刻。营卫行阳二十五度，行阴亦二十五度，为一周也，故五十度复会于手太阴。寸口者，五藏六府之所终始，故法取于寸口也。

《灵枢·五十营》：漏水下百刻，以分昼夜。人一呼脉再动，气行三寸，一吸脉亦再动，气行三寸，呼吸定息，气行六寸。十息，气行六尺。二百七十息，气行十六丈二尺，气行一周于身，下水二刻。二千七百息，气行十周于身，下水二十刻。一万三千五百息，气行五十营于身，水下百刻，凡行八百一十丈。《灵枢·营卫生会》：人受气于谷，谷入于胃，以传于肺，其清者为营，浊者为卫，营在脉中，卫在脉外，营周不休，五十而复大会。卫与营，俱行于阳二十五度，手足六阳。行于阴亦二十五度，手足六阴。一周也，故五十度而复大会于手太阴矣。会于手太阴之寸口。经脉一日五十周，今日平旦，始于手太阴之寸口，明日平旦，又会于手太阴之寸口，此五藏六府之所终始，故法取于寸口也。

会寸口者，营气也，故气口成寸，以决死生，但言营气。若卫气，则今日平旦，始于足太阳之睛明，明日平旦，又会于睛明，不会于寸口也。

二难

二难曰：脉有尺寸，何谓也？然：尺寸者，脉之大要会也。从关至尺是尺内，阴之所治也，从关至鱼际是寸口内，阳之所治也。故分寸为尺，分尺为寸，故阴得尺中一寸，阳得寸内九分，尺寸始终，一寸九分，故曰尺寸也。

寸口者，脉之大要会，言是经脉中绝大之要会也。尺中主阴，寸口主阳，关上阴阳之中分也。分寸为尺者，分一尺之一寸为尺也，分尺为寸者，分一尺之九为寸也。阴得尺中之一寸，曰尺者，以一寸为一尺也，阳得寸内之九分，曰寸者，以一分为一寸也，其实尺寸始终，止得一寸九分而已。

三难

三难曰：脉有太过，有不及，有阴阳相乘，有覆有溢，有关有格，何谓也？然：关之前者，阳之动也，脉当见九分而浮，过者法曰太过，减者法曰不及，遂上鱼为溢，为外关内格，此阴乘之脉也。关以后者，阴之动也，脉当见一寸而沉，过者法曰太过，减者法曰不及，遂入尺为覆，为内关外格，此阳乘之脉也。故曰覆溢，是其真藏之脉，

人不病而死也。

掌内手大指根丰肉曰鱼。关前为阳脉，当见九分而浮，遂上鱼为溢，此不止九分，而浮亦乖常，是阳脉之太过者，为外关内格，此阴乘阳位之脉也。关后为阴脉，当见一寸而沉，遂入尺为覆，此不止一寸，而沉亦殊恒，是阴脉之太过者，为内关外格，此阳乘阴位之脉也。外关内格者，阴格于内而阳关于外也。内关外格者，阳格于外而阴关于内也。溢者，如水之满溢也。覆者，如墙之倾覆也。真藏之脉，胃气绝也。义详《素问·玉机真藏论》。《灵枢·终始》：人迎四盛，且大且数，名曰溢阳，溢阳为外格，外格不通，死不治。寸口四盛，且大且数，名曰溢阴，溢阴为内关，内关不通，死不治，义与此异。

四难

四难曰：脉有阴阳之法，何谓也？然：呼出心与肺，吸入肾与肝，呼吸之间，脾受谷味也，其脉在中。浮者阳也，沉者阴也，故曰阴阳也。

阳浮而阴沉，心肺为阳，故呼出者，心肺之气也，肾肝为阴，故吸入者，肾肝之气也，呼吸之间，不浮不沉，其应在脾，是脾之受谷味，而在中者也。

心肺俱浮，何以别之？然：浮而大散者，心也，浮而短涩者，肺也。肝肾俱沉，何以别之？然：牢而长者，肝也，按之而濡，举指来实者，肾也。脾主中州，故其脉在

中。是阴阳之法也。

心肺俱浮，而心则大散，肺则短涩，是肺脉浮而微沉也。肝肾俱沉，而肾则濡实，肝则牢长，是肝脉沉而微浮也。

脉有一阴一阳、一阴二阳、一阴三阳，有一阳一阴、一阳二阴、一阳三阴，如此之言，寸口有六脉俱动耶？然：此言者，非有六脉俱动也，谓浮沉长短滑涩也。浮者阳也，滑者阳也，长者阳也，沉者阴也，短者阴也，涩者阴也。所谓一阴一阳者，谓脉来沉而滑也。一阴二阳者，谓脉来沉滑而长也。一阴三阳者，谓脉来浮滑而长，时一沉也。所谓一阳一阴者，谓脉来浮而涩也。一阳二阴者，谓脉来长而沉涩也。一阳三阴者，谓脉来沉涩而短，时一浮也。各以其经所在，名病逆顺也。

各以其经所在，名病逆顺，左寸候心，右寸候肺，两关候肝脾，两尺候肾也。

五难

五难曰：脉有轻重，何谓也？然：初持脉，如三菽之重，与皮毛相得者，肺部也，如六菽之重，与血脉相得者，心部也，如九菽之重，与肌肉相得者，脾部也，如十二菽之重，与筋平者，肝部也，按之至骨，举指来疾者，肾部也，故曰轻重也。

肺主皮，心主脉，脾主肉，肝主筋，肾主骨，故其脉各见其部。菽，豆也。

六难

六难曰：脉有阴盛阳虚，阳盛阴虚，何谓也？然：浮之损小，沉之实大，故曰阴盛阳虚，沉之损小，浮之实大，故曰阳盛阴虚，是阴阳虚实之意也。

阴位于里，其脉沉，阳位于表，其脉浮。

七难

七难曰：经言少阳之至，乍大乍小，乍短乍长，阳明之至，浮大而短，太阳之至，洪大而长，太阴之至，紧大而长，少阴之至，紧细而微，厥阴之至，沉短而敦，此六者，是平脉也？将病脉耶？然：皆王脉也。

经，《内经》。《素问·著至教论》：太阳脉至，洪大以长，少阳脉至，乍数乍疏，乍短乍长，阳明脉至，浮大而短。旧①误在“平人气象论”。王脉，脉之得令而气王也。

其气以何月？各王几日？然：冬至后，得甲子，少阳王，复得甲子，阳明王，复得甲子，太阳王，复得甲子，太阴王，复得甲子，少阴王，复得甲子，厥阴王。王各六十日，六六三百六十日，以成一岁，此三阴三阳之王时日

---

① 旧　旧本。黄元御谓其著述为“新书”（见“素问悬解自序”），因此谓当时的传本为“旧本”。下同。

大要也。

一岁三百六十日，六气分王，各六十日。冬至子半阳生，始得甲子，三阳当令，夏至午半阴生，始得甲子，三阴司气。日六竟[1]而周甲，甲六复而终岁，《素问·六节藏象论》语。六气分王六甲，而终一岁，一定之数也。

八难

八难曰：寸口脉平而死者，何谓也？然：诸十二经脉者，皆系于生气之原。所谓生气之原者，谓十二经之根本也，谓肾间动气也。此五藏六府之本，十二经脉之根，呼吸之门，三焦之原，一名守邪之神。故气者，人之根本也，根绝则茎叶枯矣。寸口脉平而死者，生气独绝于内也。

气根于水，肾间动气，是谓人身生气之原，五藏六府之本，十二经脉之根，呼吸之门，三焦之原，一名守邪之神。此气者，人之根本，譬之树木，根绝则茎叶枯矣。寸口脉平而人死者，水中生气独绝于内也。守邪之神，保固真气，捍御外邪也。

九难

九难曰：何以别知藏府之病？然：数者府也，迟者藏也，数则为热，迟则为寒，诸阳为热，诸阴为寒，故以别

① 竟　终也。

知藏府之病也。

府脉数，藏脉迟，数为热，迟为寒。

十难

十难曰：一脉十变者，何谓也？然：五邪刚柔相逢之意也。假令心脉急甚者，肝邪干心也，心脉微急者，胆邪干小肠也，心脉大甚者，心邪自干心也，心脉微大者，小肠邪自干小肠也，心脉缓甚者，脾邪干心也，心脉微缓者，胃邪干小肠也，心脉涩甚者，肺邪干心也，心脉微涩者，大肠邪干小肠也，心脉沉甚者，肾邪干心也，心脉微沉者，膀胱邪干小肠也。五藏各有刚柔邪，故令一脉辄变为十也。

一脉十变，义见《灵枢·邪气藏府病形论》。五邪，五藏五府之邪。刚柔，藏邪刚，府邪柔。肝脉急，肝合胆，心脉大，心合小肠，脾脉缓，脾合胃，肺脉涩，肺合大肠，肾脉沉，肾合膀胱，刚则脉甚，柔则脉微。藏府之邪各五，二五为十，故令一脉变为十也。此候小肠与心脉，即候心、小肠于左寸，肺、大肠于右寸之法也。

大小肠府虽至浊，而其经自手走头，乃六阳中之至清者，故可候于两寸。后世庸愚，乃欲候二肠于两尺，狂妄极矣！

十一难

十一难曰：经言脉不满五十动而一止，一藏无气者，

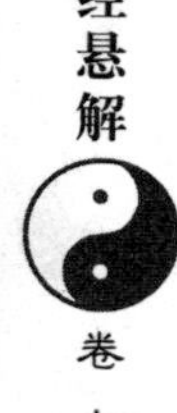

何藏也？然：人吸者随阴入，呼者因阳出，今吸不能至肾，至肝而还，故知一藏无气者，肾气先尽也。

经，《灵枢》。“五十营”：五十动而不一代者，五藏皆受气，四十动一代者，一藏无气，三十动一代者，二藏无气，二十动一代者，三藏无气，十动一代者，四藏无气，不满十动一代者，五藏无气。人吸者随阴入，呼者因阳出，今吸不能至肾，至肝而还，则五十动中，必见代止，故知一藏无气者，肾气先尽也。由肾而肝，由肝而脾，由脾而心，由心而肺，其次第也。

十二难

十二难曰：经言五藏脉已绝于内，用针者反实其外，五藏脉已绝于外，用针者反实其内，内外之绝，何以别之？然：五藏脉已绝于内者，肾肝脉绝于内也，而医反补其心脉，五藏脉已绝于外者，心肺脉绝于外也，而医反补其肾肝。阳绝补阴，阴绝补阳，是谓实实虚虚，损不足而补有余。如此死者，医杀之耳。

经，《灵枢》。“九针十二原”：五藏之气已绝于内，而用针者反实其外，是谓重竭，重竭则必死，其死也静。五藏之气已绝于外，而用针者反实其内，是谓逆厥，逆厥则必死，其死也躁。肾肝为阴，心肺为阳，阳在外，阴在内，绝于内者，肾肝之气也，绝于外者，心肺之气也。

十三难

十三难曰：经言见其色而不得其脉，反得相胜之脉者即死，得相生之脉者病即自已，色之与脉，当参相应，为之奈何？然：五藏有五色，皆见于面，亦当与寸口尺内相应。假令色青，其脉当弦而急，色赤，其脉浮大而散，色黄，其脉中缓而大，色白，其脉浮涩而短，色黑，其脉沉濡而滑。此所谓五色之与脉，当参相应也。

经，《灵枢》。“邪气藏府病形”：色青者，其脉弦，赤者，其脉钩，黄者，其脉代，白者，其脉毛，黑者，其脉石。见其色而不得其脉，反得其相胜之脉则死矣，得其相生之脉则病已矣。濡、软同。

脉数，尺之皮肤亦数，脉急，尺之皮肤亦急，脉缓，尺之皮肤亦缓，脉涩，尺之皮肤亦涩，脉滑，尺之皮肤亦滑。

此段，《灵枢·邪气藏府病形》文。

五藏各有声色臭味，当与寸口尺内相应，其不应者，病也。假令色青，其脉浮涩而短，若大而缓，为相胜，浮大而散，若小而滑，为相生也。经言知一为下工，知二为中工，知三为上工，上工者十全九，中工者十全八，下工者十全六，此之谓也。

肝木色青，浮涩而短，肺脉，胜肝者也，大而缓，脾脉，肝所胜也，浮大而散，心脉，肝所生也，小而滑，肾脉，生肝者也。经言知一为下工六语[1]，亦“邪气藏府病形”文。

十四难

十四难曰：脉有损至，何谓也？然：一呼再至曰平，三至曰离经，四至曰夺精，五至曰死，六至曰命绝，此至之脉也。何谓损？然：一呼一至曰离经，二呼一至曰夺精，三呼一至曰死，四呼一至曰绝命，此损之脉也。至脉从下上，损脉从上下也。

至脉从下上，自下而升也。损脉从上下，自上而降也。

损脉之为病奈何？然：一损损于皮毛，皮聚而毛落，二损损于血脉，血脉虚少，不能荣于五藏六府也，三损损于肌肉，肌肉消瘦，饮食不能为肌肤，四损损于筋，筋缓不能自收持，五损损于骨，骨痿不能起于床。反此者，至脉之病也。从上下者，骨痿不能起于床者死，从下上者，皮聚而毛落者死。

肺主皮毛，心主血脉，脾主肌肉，肝主筋，肾主骨。损脉从上下，骨痿不起者，自肺而之[2]肾也，至脉从下上，皮聚毛落者，自肾而之肺也。

治损之法奈何？然：损其肺者，益其气，损其心者，

---

① 六语　指“经言知一为下工……下工者十全六”。
② 之　至也。

调其营卫，损其脾者，调其饮食，适其寒温，损其肝者，缓其中，损其肾者，益其精，此治损之法也。

肝病者，木郁土贼，腹满里急，故宜缓其中。

脉有一呼再至，一吸再至，有一呼三至，一吸三至，有一呼四至，一吸四至，有一呼五至，一吸五至，有一呼六至，一吸六至，有一呼一至，一吸一至，有再呼一至，再吸一至。脉来如此，何以别知其病也？

损至之脉有轻重，则病亦不同，应有分别之法。

然：脉来一呼再至，一吸再至，不大不小，曰平。一呼三至，一吸三至，为适[①]得病，前大后小，即头痛目眩，前小后大，即胸满短气。一呼四至，一吸四至，病欲甚，脉洪大者苦烦满，沉细者腹中痛，滑者伤热，涩者中雾露。一呼五至，一吸五至，其人当困，沉细夜加，浮大昼加，不大不小，虽困可治，其有大小者，为难治。一呼六至，一吸六至，为死脉也，沉细夜死，浮大昼死。

前谓寸，后谓尺，寸大尺小，浊气上逆，故头痛目眩，寸小尺大，清气下陷，肝脾[②]不升，则肺胃不降，故胸满短气。脉洪大者苦烦满，胆胃上逆而火升也。胆木化气相火。沉细者腹中痛，肝脾下陷而土贼也。滑者伤热，温气内郁而肝病也。涩者中雾露，寒气外袭而肺病也。夜为阴，昼

---

① 适　才也。

② 肝脾　原作“脾肝”，诸本均同，据下文“肺胃不降”、“肝脾下陷”文例乙转。

为阳，沉细阴盛故夜加，浮大阳盛故昼加，甚者则死也。

一呼一至，一吸一至，名曰损，人虽能行，犹当着床，所以然者，血气皆不足故也。再呼一至，再吸一至，名曰无魂，无魂者，当死也，人虽能行，名曰行尸。

无魂，魂绝而神败也。

上部有脉，下部无脉，其人当吐，不吐者死。上部无脉，下部有脉，虽困无能为害。所以然者，人之有尺，譬如树之有根，枝叶虽[①]枯槁，根本将自生，脉有根本，人有元气，故知不死。

饮食不消，停蓄中脘，阳遏不降，故上部有脉，下部无脉，当吐之则愈。若非吐证，而见此脉者，是根本败竭，法主死也。

十五难

十五难曰：经言春脉弦，夏脉钩，秋脉毛，冬脉石，是王[②]脉耶？将病脉也？然：弦、钩、毛、石者，四时之脉。春脉弦者，肝东方木也，万物始生，未有枝叶，故其脉之来，濡弱而长，故曰弦。夏脉钩者，心南方火也，万物之所茂，垂枝布叶，皆下曲如钩，故其脉之来，来[③]疾去

---

① 虽　原脱，诸本均同，据《难经本义·十四难》及下文“根本将自生”补。

② 王　通“旺”。

③ 来　原脱，据上下文例补。

迟，故曰钩。秋脉毛者，肺西方金也，万物之所终，草木花叶，皆秋而落，其枝独在，若毫毛也，故其脉之来，轻虚以浮，故曰毛。冬脉石者，肾北方水也，万物之所藏也，极冬之时，水凝如石，故其脉之来，沉濡而滑，故曰石。此四时之脉也。

经，《素问·玉机真藏论》。

如有变奈何？然：春脉弦，反者为病。何谓反？然：其气来实强，是谓太过，病在外，气来虚微，是谓不及，病在内。脉来[①]厌厌聂聂，如循榆叶曰平，益实而滑，如循长竿曰病，急而劲益强，如新张弓弦曰死。春脉微弦曰平，弦多胃气[②]少曰病，但弦无胃气[③]曰死，春以胃气为本。

《素问·平人气象论》：平肺脉来，厌厌聂聂，如落榆荚，曰肺平。

夏脉钩，反者为病，何谓反？然：气来实强，是谓太过，病在外，气来虚微，是谓不及，病在内。脉来累累如环，如循琅玕曰平，来而益数，如鸡举足曰病，前曲后居，如操带钩曰死。夏脉微钩曰平，钩多胃气少曰病，但钩无胃气曰死，夏以胃气为本。

“平人气象论”：实而益数，如鸡举足，曰脾病。

---

① 脉来　原作“气”，诸本均同，据本难下文“脉来累累如环”文例改。

② 气　原脱，诸本均同，据《难经本义·十五难》及本难下文文例补。

③ 气　原脱，诸本均同，据《难经本义·十五难》及本难下文文例补。

秋脉毛，反者为病，何谓反？然：其气来实强，是谓太过，病在外，气来虚微，是谓不及，病在内。其脉来蔼蔼如车盖，按之益大曰平，不上不下，如循鸡羽曰病，按之萧索，如风吹毛曰死。秋脉微毛曰平，毛多胃气少曰病，但毛无胃气曰死，秋以胃气为本。

"仲景脉法"①，脉蔼蔼如车盖者，名曰阳结也。

冬脉石，反者为病，何谓反？然：气来实强，是谓太过，病在外，气来虚微，是谓不及，病在内。脉来上大下兑②，濡滑如雀之喙曰平，啄啄连属，其中微曲曰病，来如解索，去如弹石曰死。冬脉微石曰平，石多胃气少曰病，但石无胃气曰死，冬以胃气为本。

"平人气象论"：锐坚如乌之喙，曰脾死。喘喘连属，其中微曲，曰心病。

胃者，水谷之海，主禀四时，皆以胃气为本，是谓四时之变病，生死之要会也。脾者，中州也，其平和不可得见，衰乃见耳，来如雀之喙，如水之下漏，是脾衰之见也。

主禀四时，四时所禀也。

此篇引"玉机真藏"、"平人气象"二论，而语微颠倒。

---

① 仲景脉法　指《伤寒论·辨脉篇》。

② 兑（ruì 瑞）　通"锐"。

十六难

十六难曰：脉有三部九候，有阴阳，有轻重，有六十首，一脉变为四时，离圣久远，各自是其法，何以别之？然：是其病，有内外证。

三部九候，见十八难。阴阳，见四难。轻重，见五难。六十首，《素问·方盛衰论》：圣人持诊之道，先后阴阳而持之，奇恒之势，乃六十首，盖上古诊法也。一脉变为四时，即十五难春弦、夏钩、秋毛、冬石也。脉法不一，离圣久远，人各自是其法，何以别其是非长短也？是其病，有内外证，言凡病，但以内外之证验之，自得其真，不必拘拘于诸法也。

其病为之奈何？然：假令得肝脉，其外证善洁，面青，善怒，其内证脐左有动气，按之牢若痛，其病满闭，溲便难，四肢转筋。有是者，肝也，无是者，非也。

肝脉弦，其色青，其志怒，凡物稍不如意则怒生，是为善洁。其位在脐左，其主筋，其性疏泄。风木郁遏，疏泄不行，则腹满便闭，前后皆阻，四肢转筋也。

假令得心脉，其外证面赤，口干，善笑，其内证脐上有动气，按之牢若痛，其病烦心，心痛，掌中热而啘①。有是者，心也，无是者，非也。

---

① 啘（yuě 哕） 干呕。

心脉钩，其色赤，其声笑，其位在脐上。啘，呕而无物，心烦作恶也。

假令得脾脉，其外证面黄，善噫，善思，善味，其内证当脐上有动气，按之牢若痛，其病腹胀满，食不消，体重节痛，怠惰嗜卧，四肢不收。有是者，脾也，无是者，非也。

脾脉代，脾脉缓，随四时更代，弦、钩、毛、石之中而有缓象，是即脾脉，脾不主时也。其色黄，其志思，其主味，其位当脐，其主四肢。脾为太阴湿土，湿旺脾郁，不能消化水谷，则腹满食停，脾郁腹满，则胃气上逆，而生哕噫。体重节痛，湿流关节。怠惰嗜卧，脾土困倦，则欲卧眠。四肢不收也。

假令得肺脉，其外证面白，善嚏，悲愁不乐，欲哭，其内证脐右有动气，按之牢若痛，其病喘咳，洒淅寒热。有是者，肺也，无是者，非也。

肺脉毛，其色白。其窍鼻，肺气逆冲，出于鼻窍，则为嚏。其志悲，其声哭，其位在脐右，其藏气，肺气阻逆，则生喘咳。其主皮毛，皮毛感伤，则生寒热。洒淅，皮毛振悚。

假令得肾脉，其外证色黑，善恐欠，其内证脐下有动气，按之牢若痛，其病逆气，小腹急痛，泄而下重，足胫寒而逆。有是者，肾也，无是者，非也。

肾脉石，其色黑，其志恐。其性蛰藏，日暮阴隆，肾气上引，阳将蛰而未蛰，阴引而下，阳引而上，则为欠，欠者，开口呵气也。其位在脐下，木生于水，水寒不能生木，甲木上拔，则病逆气，乙木下冲，则小腹急痛，泄而下重。其主骨髓，骨髓失温，则足胫寒逆也。

十七难

十七难曰：经言病或有死，或有不治自愈，或连年月不已，其生死存亡，可切脉而知之耶？然：可尽知也。

经，《素问》“脉要精微”、“平人气象”诸论。

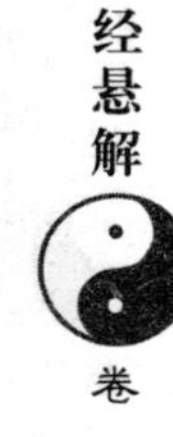

诊病若闭目不欲见人者，脉当得肝脉强急而长，而反得肺脉浮短而涩者，死也。

肝窍于目，闭目不欲见人，肝木陷也，故当得肝脉，而反得肺脉者，死，金克木也。

病若开目而渴，心下牢者，脉当得紧实而数，而反得沉濡而微者，死也。

肝胆同气，开目而渴，心下牢者，胆木上逆也，故当得胆脉，而反得肾脉者，死，胆木化气于相火，水克火也。

病若吐血，复鼽衄血者，脉当沉细，而反浮大而牢者，死也。鼽，音求。

吐血、衄血，肺胃上逆，收气不行也，而反得心脉者，死，火克金也。

病若谵言妄语，身当有热，脉当洪大，而反手足厥冷，脉沉细微者，死也。

谵言妄语，心火上炎也，故身当有热，脉当洪大，而反得肾脉者，水克火也，水胜火熄而谵言者，神败也，是以死。

病若大腹而泄者，脉当微细而涩，反紧大而滑者，死也。

大腹而泄者，脾土湿陷而木贼也，微细而涩，肺脉也，而反得肝脉者，死，木克土也。

十八难

十八难曰：脉有三部，部有四经，手有太阴阳明，足有太阳少阴，为上下部，何谓也？然：手太阴阳明，金也，足少阴太阳，水也，金生水，水流下行而不能上，故在下部也。足厥阴少阳，木也，生手太阳少阴火，火炎上行而不能下，故为上部。手心主少阳火，生足太阴阳明土，土主中宫，故在中部也。此皆五行子母更相生养者也。

脉有三部，寸、关、尺也。部有四经，两寸，心、肺、二肠，两关，肝、胆、脾、胃，两尺，肾、膀胱、心主、三焦也。手太阴肺、阳明大肠，金也，右寸。生足少阴肾、足太阳膀胱水，左尺。水流下行而不能上，故在下部。足厥阴肝、少阳胆，木也，左关。其实肝脾见于左关，胆胃见于右关。生手太阳小肠、手少阴心火，左寸。火炎上行而不能下，故为上部。手心主包络、少阳三焦，火也，右尺。生足太阴脾、足阳明胃土，右关。土主中宫，故在中部也。

脉有三部九候，各何所主之？然：三部者，寸、关、

尺也。九候者，浮、中、沉也。上部法天，主胸以上至头之有疾也，中部法人，主膈下至脐之有疾也，下部法地，主脐下至足之有疾也。审而刺之者也。

《素问·三部九候》法与此不同。

人病有沉滞久积聚，可切脉而知之耶？然：诊病在右胁有积聚，得肺脉结，脉结甚则疾甚，结微则积微。诊不得肺脉，而右胁有积气者，何也？然：肺脉虽不见，右手脉沉伏。其外痼疾同法耶？将异也？然：结者，脉来去时一止，无常数，名曰结也。伏者，脉行筋下也。浮者，脉在肉上行也。左右表里，法皆如此。假令脉结伏者，内无积聚，脉浮结者，外无痼疾，有积聚脉不结伏，有痼疾脉不浮结，而脉不应病，病不应脉，是为死病也。

藏病曰积，府病曰聚。

十九难

十九难曰：脉有逆顺，男女有恒，而反者，何谓也？然：男子生于寅，寅为木，阳也，女子生于申，申为金，阴也，故男脉在关上，女脉在关下，是以男子尺脉恒弱，女子尺脉恒盛，是其常也。反者，男得女脉，女得男脉也。

男子生于寅，女子生于申，男一岁起丙寅，顺行二岁丁卯，以阳生于子，子至寅而三阳成也。女一岁起壬申，逆行二岁辛未，以阴生于午，午至申而三阴成也。命家①起小运②法。寅木生火，火炎上，故男脉在关上，申金生水，水流下，故女脉在关下，是以男子尺脉恒弱，寸脉恒盛，女子尺脉恒盛，寸脉恒弱，是其常也。反者，男得女脉，寸弱而尺盛也，女得男脉，尺弱而寸盛也。

其为病何如？然：男得女脉为不足，病在内，左得之，病在左，右得之，病在右，随脉言之也。女得男脉为太过，病在四肢，左得之，病在左，右得之，病在右，随脉言之，此之谓也。

男得女脉，以阳而变阴，故为不足。阴盛于内，故病在内。女得男脉，以阴而变阳，故为太过。阳盛于四肢，故病在四肢。

二十难

二十难曰：经言脉有伏匿，伏匿于何藏而言伏匿耶？然：谓阴阳更相乘，更相伏也。脉居阴部，而反阳脉见者，为阳乘阴也，脉虽时沉涩而短，此谓阳中伏阴也。脉居阳部，而反阴脉见者，为阴乘阳也，脉虽时浮滑而长，此谓阴中伏阳也。

---

① 命家　天文家。

② 小运　即元运，堪舆家言。大致以《皇极经世》之说，以甲子六十年为一元，历上中下三元为一周，历三周，凡五百四十年为一运。又以一元六十年为大运，一元之中，每二十年为小运。以此定地气之衰旺。

阳脉而见阴来，谓之阳中伏阴。阴脉而见阳来，谓之阴中伏阳。

重阳者狂，重阴者癫。脱阳者见鬼，脱阴者目盲。

重阳者狂，木火之阳旺也。重阴者癫，金水之阴旺也。心主喜，肝主怒，狂者木火有余，故多喜怒。肾主恐，肺主悲，癫者金水有余，故多悲恐。脱阳者阴旺，鬼，阴类也，故见之。肝窍于目，缘肝藏血，血舍魂，魂化神，魂神升发，而生光明，上开双窍，则为两目。阴者，阳之宅也，阴脱宅倾，神魂散亡，是以目盲。名曰脱阴，而实脱阴中之阳气也。

二十一难

二十一难曰：经言人形病脉不病曰生，脉病形不病曰死，何谓也？然：人形病脉不病，非有不病者也，谓息数不应脉数也，此大法。

形病脉不病，非有不病，此以诊者息数不调，不应脉数也。

二十二难

二十二难曰：经言脉有是动，有所生病，一脉辄变为二病者，何也？然：经言是动者，气也，所生病者，血也。邪在气，气为是动，邪在血，血为所生病。

经，《灵枢·经脉》也。

气主呴之，血主濡之，气留而不行者，为气先病也，血滞而不濡者，为血后病也，故先为是动，后所生也。

气留则血滞，故气先病而血后病。

二十三难

二十三难曰：手足三阴三阳脉之度数，可晓以不？然：手三阳之脉，从手至头，长五尺，五六合三丈。手三阴之脉，从手至胸中，长三尺五寸，三六一丈八尺，五六三尺，合二丈一尺。足三阳之脉，从足至头，长八尺，六八四丈八尺。足三阴之脉，从足至胸，长六尺五寸，六六三丈六尺，五六三尺，合三丈九尺。人两足跻脉，从足至目，长七尺五寸，二七一丈四尺，二五一尺，合一丈五尺。督脉，任脉，各①长四尺五寸，二四八尺，二五一尺，合九尺。凡脉长一十六丈二尺，此所谓经脉长短之数也。

此引《灵枢·脉度》文。

经脉十二，络脉十五，何始何穷也？然：经脉者，行血气，通阴阳，以荣于身者也。其始从中焦注手太阴阳明，阳明注足阳明太阴，太阴注手少阴太阳，太阳注足太阳少阴，少阴注手心主少阳，少阳注足少阳厥阴，厥阴复还注

---

① 各 原作“合”，诸本均同，形近之误，据《难经集注·二十三难》、《灵枢·脉度》改。

手太阴。别络十五，皆因其原，如环无端，转相灌溉，朝于寸口、人迎，以处百病而决死生也。

经脉十二相注之次，见《灵枢·经脉》。别络十五别走之道，见《灵枢·经别》。络脉之行，皆与经脉同原，而别交他经，如环无端，转相灌溉，而悉朝于寸口、人迎，人迎，足阳明动脉，在喉旁。以处百病而决死生也。

经曰：明知终始，阴阳定矣，何谓也？然：知终始者，脉之纪也。寸口、人迎，阴阳之气通于朝使，如环无端，故曰始也。终者，三阴三阳之脉绝，绝则死，死各有形，故曰终也。

《灵枢·终始》：凡刺之道，毕于终始，明知终始，五藏为纪，阴阳定矣。朝，朝宗也。使，使道也。即经隧也。三阴三阳之脉绝则死，死各有形，故曰终，是谓十二经终，详见《灵枢·终始》。亦载《素问·诊要经终》。

二十四难

二十四难曰：手足三阴三阳气已绝，何以为候？可知其吉凶否？然：足少阴气绝则骨枯，少阴者，冬脉也，伏行而温于骨髓，故骨髓不温即肉不着骨，骨肉不相亲即肉濡而却，肉濡而却故齿长而枯，发无润泽，无润泽者骨先死，戊日笃，己日死。

肾主骨，其荣发。戊笃己死，土胜水也。

足太阴气绝则脉不荣其口唇，口唇者，肌肉之本也。

脉不荣则肌肉不滑泽，肌肉不滑泽则人中满，人中满则唇反，唇反则肉先死，甲日笃，乙日死。

脾主肉，其荣唇。甲笃乙死，木胜土也。人中满，旧讹作肉满，依《灵枢》改。

足厥阴气绝则筋缩引卵与舌卷。厥阴者，肝脉也，肝者，筋之合也，筋者，聚于阴器而络于舌本。故脉不荣即筋缩急，筋缩急即引卵与舌，故舌卷卵缩，此筋先死，庚日笃，辛日死。

肝主筋，聚于阴器而终于舌本。庚笃辛死，金胜木也。

手太阴气绝则皮毛焦。太阴者，肺也，行气温于皮毛者也。气弗荣则皮毛焦，皮毛焦则津液去，津液去则皮节伤，皮节伤则皮枯毛折，毛折者则毛先死，丙日笃，丁日死。

肺主皮，其荣毛。丙笃丁死，火胜金也。

手少阴气绝则脉不通，脉不通则血不流，血不流则色泽去，故面黑如黎①，此血先死，壬日笃，癸日死。

心主脉，其荣色。壬笃癸死，水胜火也。

五阴气俱绝则目眩转，转则目瞑，目瞑者，为失志，失志者则志先死，志先死则远一日半死矣。

五阴，五藏之阴也。五藏主藏五神，目瞑不见，神败光失也。

---

① 黎 通“黧”。

六阳气俱绝则阴与阳相离，阴阳相离则腠理泄，绝汗乃出，大如贯珠，转出不流，即气先死，旦占[①]夕死，夕占旦死。

六阳，六府之阳也。阳主外卫，阳亡表泄，故出绝汗。

此篇全引《灵枢·病传》文，旧误在“经脉”中。而字句微异。其讹舛之甚者，依《灵枢》正之。

二十五难

二十五难曰：有十二经，五藏六府十一耳，其一经，何等经也？然：一经者，手少阴与心主别脉也。心主与三焦为表里，俱有名而无形，故言经有十二也。

心主，手厥阴心包络也，与手少阳三焦为表里。

二十六难

二十六难曰：三焦何禀何主？何始何终？其治常在何许？可晓以不？然：三焦者，水谷之道路，气之所终始也。上焦者，在心下，下膈，当胃上口，主内[②]而不出，其治在膻中，玉堂下一寸六分直两乳间陷者是。中焦者，在胃中脘，不上不下，主腐熟水谷，其治在脐旁。下焦者，在脐下，当膀胱上口，主分别清浊，出而不内，以传导也，其

---

① 占　见兆也。
② 内　通“纳”。

治在脐下一寸。故名曰三焦，其府在气街。

膻中者，《素问·十二藏相使》[①]：膻中者，臣使之官，喜乐出焉。《灵枢·胀论》：膻中者，心主之宫城也。膻中即心包所在。玉堂，任脉穴。气街，足阳明穴，其府在气街，府，气府也，《素问·气府论》：经络俞穴，气之府也。气街，气之道路也。《灵枢·标本》[②]：胸气有街，腹气有街，头气有街，胫气有街，盖气之所聚会曰府，气之所通达曰街。足阳明，藏府之原，多血多气，故独有气街之名。三焦下俞，并足太阳之经，下行腘中，出于委阳，见《灵枢·本输》。路由阳明之气街，在毛际两旁。是亦三焦之气府也。三焦之经，为手少阳三焦相火，生脾胃而化水谷，全赖乎此。故上焦主受纳饮食，中焦主腐化水谷，下焦主传输便溺，所谓决渎之官，水道出焉。"十二藏相使"语。缘其火足土燥，蒸水化气，气降水生，注于膀胱，而后水道能出也。

二十七难

二十七难曰：经有十二，络有十五，余三络者，是何等络也？然：有阳络，有阴络，有脾之大络。阳络者，阳跻之络也，阴络者，阴跻之络也，故络有十五焉。

---

① 《素问·十二藏相使》　即王冰注本《素问·灵兰秘典论》。黄氏据《素问》全元起本，于《素问悬解》内更此篇名。

② 《灵枢·标本》　即通行本《灵枢·卫气》，黄氏于《灵枢悬解》内更此篇名。

十五络，见《灵枢·经别》。本以督脉之别、任脉之别与脾之大络合为十五，不数阴阳二跻，与此不同。

二十八难

二十八难曰：脉有奇经八脉者，不拘于十二经，何谓也？然：有阳维，有阴维，有阳跻，有阴跻，有冲，有督，有任，有带之脉。凡此八脉者，皆不拘于经，故曰奇经八脉也。

不拘于经，不与经脉同行也。

经有十二，络有十五，凡二十七气，相随上下，何独不拘于经也？然：圣人图设沟渠，通利水道，以备不然。天雨下降，沟渠满溢[1]，当此之时，雱霈[2]妄行，圣人不能复图也，此络脉满溢，诸经不能复拘也。

十二经脉，各有疆界，自经脉而入奇经，则经脉不能复拘。譬之天雨下降，沟渠满溢，雱霈妄行，不拘井田分画之旧制也。

二十九难

二十九难曰：其奇经八脉者，既不拘于十二经，皆何起何经也？然：督脉者，起于下极之俞，并于脊里，上至

① 满溢　原作“溢满”，诸本均同，据上下文义乙转。
② 雱霈　大水涌流也。

风府，入属于脑。

下极，篡后之屏翳穴，即会阴也。督行于背，自脊里而上风府，督脉穴名。入于脑中。

任脉者，起于中极之下，以上毛际，循腹里，上关元，至咽喉，上颐，循面，入目，络舌。

中极，任脉穴名。任行于腹，自腹里而上关元，任脉穴名。升于头上。

冲脉者，起于气冲，并足阳明之经，挟脐上行，至胸[1]中而散。

并足阳明之经，《素问·经络论》作少阴之经。旧本误在"骨空论"。按冲脉起于足阳明之气冲，上会横骨、大赫等十一穴，皆足少阴经也。

带脉起于季胁，回身一周。

回，绕也。

阳跻脉者，起于跟中，循外踝上行，入风池也。

阳跻，足太阳之别，起于足太阳之申脉，循外踝上行，入于足少阳之风池也。

阴跻脉者，亦起于跟中，循内踝上行，至咽喉，交贯冲脉。

阴跻，足少阴之别，起于足少阴之照海，循内踝，上

---

① 胸　原作"腹"，诸本均同，据《素问·骨空论》、《难经本义·二十八难》改。

至咽喉，而交冲脉。

阳维、阴维者，维络于身，故阳维起于诸阳会，阴维起于诸阴交也。

阳维、阴维，维络于身，阳维主一身之表，起于诸阳会，足太阳之金门也，阴维主一身之里，起于诸阴交，足少阴之筑宾也。

比于圣人，图设沟渠，沟渠满溢，流于深湖，故圣人不能拘通也。而人脉隆盛，入于八脉，而不环周，溢蓄不能环流灌溉诸经者也，故十二经亦不能拘之。其受邪气，蓄则肿热，砭射之也。

八脉者，十二经之络脉也。经脉隆盛，入于八脉，则溢蓄于外，不能灌溉诸经，故经脉不能拘之。其受邪气感袭，则表阳蓄积，而生肿热，宜以砭石泻之也。

三十难

三十难曰：奇经之为病何如？然：阴跻为病，阳缓而阴急。阳跻为病，阴缓而阳急。冲之为病，逆气而里急。督之为病，脊强而厥。任之为病，其内苦[①]结，男子七疝，女子瘕聚。带之为病，腹满，腰溶溶如坐水中。阳维为病苦寒热。阴维为病苦心痛。阳维维于阳，阴维维于阴，阴阳不能自相维，则怅然失志，溶溶不能自收持。此奇经八

① 苦　原作“若”，诸本均同，形近之误，《难经本义 · 二十九难》改。

脉之为病也。

阴跻行于骽里，病则外缓而内急。阳跻行于骽外，病则内缓而外急。冲行于身前，病则经气上冲，逆气而里急。督则行于身后，病则经脉失荣，脊强而身厥。任为诸阴之宗，阳根下潜，蛰藏于此，阳泄根拔，寒凝气结，男子则为七疝，女子则为瘕聚。带脉环腰如带，横束诸经，病则带脉不束，腹满，腰冷溶溶，若坐水中。阳维主一身之表，病则表伤而苦寒热。阴维主一身之里，病则里伤而苦心痛。盖阳维维于诸阳，阴维维于诸阴，若阴阳不能自相维，则怅然失志，溶溶不能自收持，表里渫[①]越，丧其保障故也。

难经悬解卷上终

① 渫（xiè 泄） 除也。

卷下

三十一难

三十一难曰：营气之行，常与卫气相随不？然：经言人受气于谷，谷入于胃，以传于肺，五藏六府皆以受气，其清者为营，浊者为卫，营行脉中，卫行脉外，营周不休，五十而复大会，阴阳相贯，如环无端，故知营卫相随也。

此引《灵枢·营卫生会》文。营自平旦起于手太阴之气口，五十度而复会于气口，卫气自平旦起于足太阳之睛明，五十度而复会于睛明，本不同道，曰相随者，言其并行于经中也。若宗气，则与营气相随耳。胸中大气曰宗气。义详《灵枢》"营气"、"卫气"诸篇。

三十二难

三十二难曰：五藏俱等，而心肺俱在膈上者，何也？然：心者血，肺者气，血为营，气为卫，相随上下，谓之营卫，通行经络，营周于外，故令心肺在膈上也。

在藏府曰气血，在经络曰营卫。

三十三难

三十三难曰：肝青象木，肺白象金，肝得水而沉，木得水而浮，肺得水而浮，金得水而沉，其义何也？然：夫肝者，非为纯木也。乙，角也，庚之柔，大言阴与阳，小言夫与妇，释其微阳，而吸其微阴之气，其意乐金，又行阴道多，故令肝得水而沉也。肺者，非为纯金也。辛，商也，丙之柔，大言阴与阳，小言夫与妇，释其微阴，婚而就火，其意乐火，又行阳道多，故令肺得水而浮也。肺热而复沉，肝热而复浮者，何也？故知辛当归庚，乙当归甲也。

乙与庚合，其意乐金，又自水位上升，是行于阴道多也，故肝得水沉。辛与丙合，其意乐火，又自火位下降，是行于阳道多也，故肺得水浮。及至肺热而复沉，肝热而复浮，则是辛金终当归庚，乙木终当归甲也。

三十四难

三十四难曰：五藏各有声、色、臭、味，皆可晓知以不？然：十变言肝色青，其臭臊，其味酸，其声呼，其液泣，心色赤，其臭焦，其味苦，其声言，其液汗，脾色黄，其臭香，其味甘，其声歌，其液涎，肺色白，其臭腥，其味辛，其声哭，其液涕，肾色黑，其臭腐，其味咸，其声呻，其液唾，是五藏声色臭味也。

肝主五色，心主五臭，脾主五味，肺主五声，肾主五液。

五藏有七神，各何所主也？然：藏者，人之神气所舍藏也，故肝藏魂，肺藏魄，心藏神，脾藏意与智，肾藏精与志也。

魂魄神意智精志，是谓七神。

三十五难

三十五难曰：五藏各有所，府皆相近，而心肺独去大肠、小肠远者，何谓也？然：经言心营肺卫，通行阳气，故居在上，大肠、小肠，传阴气而下，故居在下，所以相去而远也。

心肺行其精华，故居于上，二肠传其糟粕，故居于下，因而相去之远也。

又谓，府者，皆阳也，清净之处，今大肠、小肠、胃与膀胱皆受不净，其义何也？然：诸府者，谓是非也。经言小肠者，受盛之府也。大肠者，传泻行道之府也。胆者，清净之府也。胃者，水谷之府。膀胱者，津液之府。一府犹无两名，故知非也。小肠者，心之府，大肠者，肺之府，胃者，脾之府，胆者，肝之府，膀胱者，肾之府。小肠为赤肠，大肠为白肠，胆者为青肠，胃者为黄肠，膀胱者为黑肠，下焦所治也。

谓是非也，谓其如是则非也。经，《素问·十二藏相使》。王冰改为“灵兰秘典”。据《内经》所言，清净之府，唯有胆也，其余皆受水谷，而传渣滓，何得清净！一府并无两名，经之所言，即今之所称，故知此谓非也。盖府者，五藏之府库也。诸府皆谓之肠，是肠则传导糟粕而下，悉属下焦所治，下为浊阴，故受不净也。

三十六难

三十六难曰：藏各有一耳，肾独有两者，何也？然：肾两者，非皆肾也，其左者为肾，右者为命门。命门者，诸精神之所舍，原气之所系也，男子以藏精，女子以系胞，故知肾有一也。

火降于右，水升于左，故左者为肾，右者为命门。命门者，神根于此，精藏于中，是一身原气之所系也。男子以之藏精，女子以之系胞，《素问·腹中论》：胞络者，系于肾是也。

三十七难

三十七难曰：藏唯有五，府独有六者，何也？然：所以府有六者，谓三焦也。有原气之别焉，主持诸气，有名而无形，其经属手少阳，此外府也，故言府有六焉。

肾为原气之正，三焦为原气之别。外府，谓在诸府之外也。按，《灵枢·本藏》曰三焦膀胱厚、三焦膀胱薄，是有形也，与此不同。

三十八难

三十八难曰：经言府有五，藏有六者，何也？然：六府者，止有五府也。然五藏亦有六藏者，谓肾有两藏也，其左为肾，右为命门。命门者，谓精神之所舍也，男子以藏精，女子以系胞，其气与肾通，故言藏有六也。府有五[①]者，何也？然：五藏各一府，三焦亦是一府，然不属于五藏，故言府有五焉。

其气与肾通，命门之阳气通于肾也。

三十九难

三十九难曰：肝独有两叶，以何应也？然：肝者，东方木也，木者春也，万物之始生，其尚幼小，意无所亲，去太阴尚近，离太阳尚远，犹有两心，故令有两叶，亦应木叶也。

心为阳中之太阳，肾为阴中之太阴。见《素问·六节藏象论》。

四十难

四十难曰：经言肝主色，心主臭，脾主味，肺主声，肾主液。鼻者肺之候，而反知香臭，耳者肾之候，而反闻

① 五 原作“六”，诸本均同，据下文“故言府有五焉”及《难经本义·三十九难》改。

声，其意何也？然：肺者，西方金也，金生于己，己者南方火，火者心，心主臭，故令鼻知香臭。肾者，北方水也，水生于申，申者西方金，金者肺，肺主声，故令耳闻声。

心主臭，火也，肺金开窍于鼻，而内有己火，故能知臭。肺主声，金也，肾水开窍于耳，而内有申金，故能闻声。

四十一难

四十一难曰：五藏之气，于何发起？通于何许？可晓以不？然：五藏者，尝内阅于上七窍也，故肺气通于鼻，鼻和则知香臭矣，肝气通于目，目和则知黑白矣，脾气通于口，口和则知谷味矣，心气通于舌，舌和则知五味矣，肾气通于耳，耳和则知五音矣。五藏不和，则七窍不通，六府不和，则留结为聚。

尝内阅于上七窍也，旧讹作当上阅于九窍也，以《灵枢》改正之。张洁古认真，九窍添“三焦之气通于喉，喉和则声鸣矣”二句，谬妄不通！

经言气独行于五藏，不荣于六府者，何也？然：夫气之行，如水之流，不得息也，故阴脉荣于五藏，阳脉荣于六府，如环无端，莫知其纪，终而复始。其流溢之气，内温于藏府，外濡于腠理。

其流溢之气，旧讹作而不覆溢人气，依《灵枢》正之。

邪在六府则阳脉不和，阳脉不和则气留之，气留之则

阳脉盛矣。邪在五藏则阴脉不和，阴脉不和则血留之，血留之则阴脉盛矣。阴气太盛，则阳气不得相荣也，故曰格。阳气太盛，则阴气不得相荣也，故曰关。阴阳俱盛，不得相荣也，故曰关格，关格者，不得尽其命而死矣。

气无独行而不相荣者，其不相荣者，邪客之也。阴盛格阳于外，曰格。阳盛关阴于内，曰关。

此篇全引《灵枢·脉度》文。

四十二难

四十二难曰：人肠胃长短，受水谷多少，各几何？然：唇至齿，长九分，口广二寸半。齿以后至会厌，深三寸半，大容五合。舌重十两，长七寸，广二寸半。咽门重十两，广二寸半，至胃长一尺六寸。喉咙重十二两，广二寸，长一尺二寸，九节。胃重二斤十四两，纡曲屈伸，长二尺六寸，大一尺五寸，径五寸，容谷二斗，水一斗五升。小肠重二斤十四两，长三丈二尺，广二寸半，径八分分之少半，左回叠积十六曲，容谷二斗四升，水六升三合合之大半。大肠重二斤十二两，长二丈一尺，广四寸，径一寸半，当脐右回叠积十六曲，盛谷一斗，水七升半。肛门重十二两，大八寸，径二寸大半，长二尺八寸，受谷九升三合八分合之一。膀胱重九两二铢，纵广九寸，受溺九升八合。此肠胃长短，受水谷之数也。

会厌在喉咙上，所以分司气管食管之开阖者。肛门，谓广肠下至肛门，即直肠也。

此引《灵枢·肠胃》文。

肝重四斤四两，左三叶，右四叶，凡七叶，主藏魂。心重十二两，中有七孔三毛，盛精汁三合，主藏神。脾重二斤三两，扁广三寸，长五寸，有散膏半斤，主裹血，温五藏，主藏意。肺重三斤三两，六叶两耳，凡八叶，主藏魄。肾有两枚，重一斤二两，主藏志。胆在肝之短叶间，重三两二铢，盛精汁三合。

魂、神、意、魄、精，是谓五神。

四十三难

四十三难曰：人不食饮者，七日而死，何也？然：胃大一尺五寸，径五寸，长二尺六寸，横屈，受水谷三斗五升，其中长[①]**留谷二斗，水一斗五升。小肠大二寸半，径八分分之少半，长三丈二尺，受谷二斗四升，水六升三合合之大半。回肠大四寸，径一寸半，长二丈一尺，受谷一斗，水七升半。广肠大八寸，径二寸半，长二尺八寸，受谷九升三合八分合之一。肠胃凡长五丈八尺四寸，合受水谷九斗二升一合八分合之一。此肠胃所受水谷之数也。**此段旧误在四十二难中。依《灵枢》正之。**人胃中常留谷二斗，水一斗五升。平人日再至圊，一行二升半，日中五升，七日五七**

① 长 通“常”。

三斗五升，而水谷尽矣，故平人不食饮七日而死者，水谷津液俱尽，即死矣。

此篇全引《灵枢·平人绝谷》文。

四十四难

四十四难曰：七冲门何在？然：唇为飞门，齿为户门，会厌为吸门，胃为贲门，太仓下口为幽门，大肠小肠会为阑门，下极为魄门，故曰七冲门也。

冲，要也。贲与奔同，胃之上口，水谷下奔之路也。太仓，胃也。幽门，胃之下口，即小肠上口。阑门，小肠下口，即大肠上口。下极，谓会阴穴，在前后二阴之间，会阴之后，即魄门，二十九难：督脉起于下极之俞，即此。

四十五难

四十五难曰：经言八会者，何也？然：府会太仓，藏会季胁，筋会阳陵泉，髓会绝骨，血会膈俞，骨会大杼，脉会太渊，气会三焦外一筋直两乳内也。热病在内者，取其会之气穴也。

太仓，胃也，地当任脉之中脘，胃为六府之长，故府会于此。季胁，足厥阴之章门，脾之募也，脾为五藏之长，故藏会于此。阳陵泉，足少阳穴，肝胆主筋，故筋会于此。绝骨，外踝上光骨，当足少阳之悬钟。膈俞，足太阳穴。大杼，亦足太阳穴，在大椎上。太渊，手太阴穴。三焦，上焦地在外一筋直两乳之内，当任脉之膻中，宗气在此，三焦之上原也。热病在内者，取其所会之气穴，以泻其热也。

四十六难

四十六难曰：老人卧而不寐，少壮寐而不寤者，何也？然：经言少壮者，血气盛，肌肉滑，气道通，营卫之行，不失其常，故昼日精，夜不寤。老人血气衰，肌肉不滑，营卫之道涩，故昼日不能精，夜不能寐也，故知老人不能寐也。

《灵枢·营卫生会篇》。

四十七难

四十七难曰：人面独能耐寒者，何也？然：人头者，诸阳之会也，诸阴脉皆至颈、胸中而还，独诸阳脉皆上至头耳，故令面耐寒也。

此难，《灵枢·邪气藏府病形篇》其面不衣一段。足之三阴，自足走胸，其上者，至颈而止。手之三阴，自胸走手，手少阴，上挟咽。手之三阳，自手走头，足之三阳，自头走足，惟手足三阳，皆上至头，是诸阳之所会也。

四十八难

四十八难曰：人有三虚三实，何谓也？然：有脉之虚实，有病之虚实，有诊之虚实也。脉之虚实者，濡者为虚，

紧牢者为实。病之虚实者，出者为虚，入者为实，言者为虚，不言者为实，缓者为虚，急者为实。诊之虚实者，濡者为虚，牢者为实，痒者为虚，痛者为实，外痛内快，则为外实内虚，内痛外快，为内实外虚。

自内而外出者为虚，内先损伤也。自外而内入者为实，外先感袭也。缓者，气松缓也。急者，气迫急也。

四十九难

四十九难曰：有正经自病，有五邪所伤，何以别之？然：忧愁思虑则伤心，形寒饮冷则伤肺，恚怒气逆，上而不下则伤肝，饮食劳倦则伤脾，久坐湿地，强力入水则伤肾，是正经自病也。

久坐湿地，则湿土贼水，强力汗出入水，水入汗孔化湿，亦能贼水，故皆伤肾。

何谓五邪？然：有中风，有伤暑，有饮食劳倦，有伤寒，有中湿，此之谓五邪。

五邪，皆自外至者。

假令心病，何以知中风得之？然：其色当赤。何以言之？肝主色，自入为青，入心为赤，入脾为黄，入肺为白，入肾为黑，肝为心邪，故知当赤色也。其病身热，胁下满痛，其脉浮大而弦。

肝脉行于两胁。心脉浮大，肝脉弦。

何以知伤暑得之？然：当恶臭。何以言之？心主臭，

自入为焦臭，入脾为香臭，入肺为腥臭，入肾为腐臭，入肝为臊臭，故知心病伤暑得之，当恶臭也。其病身热而烦，心痛，其脉浮大而散。

心脉浮大而散。

何以知饮食劳倦得之？然：当喜苦味也。虚为不欲食，实为欲食。何以言之？脾主味，自入为甘，入肺为辛，入肾为咸，入肝为酸，入心为苦，故知脾邪入心，为喜苦味也。其病身热而体重嗜卧，四肢不收，其脉浮大而缓。

土湿则体重。脾倦则嗜卧。中气不运，四肢失禀，则纵缓不收。脾脉缓。

何以知伤寒得之？然：当谵言妄语。何以言之？肺主声，自入为哭，入肾为呻，入肝为呼，入心为言，入脾为歌，故知肺邪入心，为谵言妄语也。其病身热，洒洒恶寒，甚则喘咳，其脉浮大而涩。

肺脉涩。

何以知中湿得之？然：当喜汗出不可止。何以言之？肾主液，自入为唾，入肝为泣，入心为汗，入脾为涎，入肺为涕，故知肾邪入心，为汗出不可止也。其病身热，小腹痛，足胫寒而逆，其脉沉濡而大。此五邪之法也。

肾脉沉濡。

五十难

五十难曰：病有虚邪，有实邪，有贼邪，有微邪，有

正邪，何以别之？然：从后来者为虚邪，从前来者为实邪，从所不胜来者为贼邪，从所胜来者为微邪，自病为正邪。何以言之？假令心病，中风得之为虚邪，伤暑得之为正邪，饮食劳倦得之为实邪，伤寒得之为微邪，中湿得之为贼邪。

心为火，假令心病，中风木邪，火所由生也，是自后来。伤暑火邪，是为自病。饮食劳倦土邪，火之所由生也，是从前来。伤寒金邪，是从所胜来。中湿水邪，是从所不胜来也。

五十一难

五十一难曰：病有欲得温者，有欲得寒者，有欲见人者，有不欲[1]见人者，而各不同，病在何藏府也？然：病欲得寒，而欲见人者，病在府也。病欲得温，而不欲见人者，病在藏也。何以言之？府者阳也，阳病欲得寒，又欲见人，藏者阴也，阴病欲得温，又欲闭户独处，恶闻人声，故以别知藏府之病也。

阳病热，阴病寒，阳病动，阴病静，其性然也。

五十二难

五十二难曰：府藏发病，根本等不？然：不等也。其

---

① 不欲 原作“欲不”，诸本均同，据《难经本义·五十一难》、下文“而不欲见人者”及上下文文义乙转。

不等奈何？藏病者，止而不移，其病不离其处，府病者，仿佛贲响，上下流行，居处无常，故以此知藏府根本不同也。

仿佛者，游移无定之象。贲响，贲走而鸣转也。

五十三难

五十三难曰：病有积，有聚，何以别之？然：积者，阴气也，聚者，阳气也，故阴沉而伏，阳浮而动。气之所积名曰积，气之所聚名曰聚。积者五藏所生，聚者六府所成。积者，阴气也，其发有常处，其痛不离其部，上下有所终始，左右有所穷处，聚者，阳气也，其始发无根本，上下无所留止，其痛无常处，故以是别知积聚也。

此申明上章之义。

五十四难

五十四难曰：五藏之积，各有名乎？以何月何日得之？然：肝之积，名曰肥气，在左胁下，如覆杯，有头足，久不愈，令人发咳逆，痎疟，连岁不已，以季夏戊己日得之。何以言之？肺病传肝，肝当[1]传脾，脾季夏适王，王者不受邪，肝复欲还肺，肺不肯受，故留结为积，故知肥气以季

① 当　原作“病”，诸本均同，据《难经本义·五十六难》及下文文例改。

夏戊己日得之。

肝位在左胁，肝胆同气，咳逆，胆火逆刑肺金也。痎疟，胆火闭于重阴之中，鼓动欲出，而阴邪外束，故生寒栗，及其郁蒸透发，则寒变而为热也。

心之积，名曰伏梁，起脐上，大如臂，上至心下，久不愈，令人病烦心，以秋庚辛日得之。何以言之？肾病传心，心当传肺，肺秋适王，王者不受邪，心复欲还肾，肾不肯受，故留结为积，故知伏梁以秋庚辛日得之。

心位在脐上。

脾之积，名曰痞气，在胃脘，覆大如盘，久不愈，令人四肢不收，发黄疸，饮食不为肌肤，以冬壬癸日得之。何以言之？肝病传脾，脾当传肾，肾以冬适王，王者不受邪，脾复欲还肝，肝不肯受，故留结为积，故知痞气以冬壬癸日得之。

脾位在中脘。

肺之积，名曰息贲，在右胁下，覆大如杯，久不已，令人洒淅寒热，喘咳，发肺壅，以春甲乙日得之。何以言之？心病传肺，肺当传肝，肝以春适王，王者不受邪，肺复欲还心，心不肯受，故留结为积，故知息贲以春甲乙日得之。

肺位在右胁。息贲，喘息奔逆也。

肾之积，名曰贲豚，发于少腹，上至心下，若豚状，或上或下无时，久不已，令人喘逆，骨痿少气，以夏丙丁

日得之。何以言之？脾病传肾，肾当传心，心以夏适王，王者不受邪，肾复欲还脾，脾不肯受，故留结为积，故知贲豚以夏丙丁日得之。此五积之要法也。

肾位在少腹。贲豚发作，状如豚奔，上至心下，痛苦欲死，故曰贲豚。

五十五难

五十五难曰：经言七传者死，间藏者生，何谓也？然：七传者，传其所胜也。间藏者，传其子也。何以言之？假令心病传肺，肺传肝，肝传脾，脾传肾，肾传心，一藏不再伤，故言七传者死也。间藏者，传其所生也。假令心病传脾，脾传肺，肺传肾，肾传肝，肝传心，是子母相传，周而复始，如环无端，故言生也。

间藏者，不传所胜，隔二藏而传其所生也。

五十六难

五十六难曰：藏病难治，府病易治，何谓也？然：藏病所以难治者，传其所胜也，府病易治者，传其子也，与七传间藏同法也。

藏病之难治者，传其所胜也，府病之易治者，传其所生也。藏病深，故传所胜，府病浅，故传所生。盖平人无病，皆传所生，府病轻微，未至乖常失度，彼此克贼，故传其所生，与平人相同也。

五十七难

五十七难曰：泄凡有几？皆有名不？然：泄凡[1]有五，其名不同，有胃泄，有脾泄，有大肠泄，有小肠泄，有大瘕泄，名曰后重。胃泄者，饮食不化，色黄。脾泄者，腹胀满，泄注，食即呕吐逆。大肠泄者，食已窘迫，大便色白，肠鸣切痛。小肠泄者，溲而便脓血，少腹痛。大瘕泄者，里急后重，数至圊而不便，茎中痛。此五泄之法也。

胃泄者，甲木之克戊土也。胃以受盛为职，乘以甲木之邪，胃府郁迫，水谷莫容，则生吐泄。伤寒阳明少阳之泄，皆此证也。脾泄者，乙木之贼己土也。脾土湿寒，不能蒸水化气，水谷并下，脾湿愈滋，土陷木遏，肝气不达，风木冲决，开其后窍，则生泄注。内伤之泄，皆此证也。食[2]则呕吐逆者，脾陷则胃逆也。大肠泄者，金敛而木不泄也。乙木陷于大肠，上达无路，欲冲后窍而出，而大肠敛之，不得畅泄，故窘迫欲后，肠鸣而痛切也。大便白者，金色也。小肠泄者，寒水郁其丙火也。小肠以丙火而化寒水，水寒生泄，不过大便溏注而已，不作脓血也。病则丙火不化寒水，郁于湿土之中，丙火不化寒水，因于土湿。内热

---

① 凡　原作“皆”，诸本均同，据《难经本义·五十七难》、上文“泄凡有几”改。

② 食　原作“湿”，诸本均同，音近之误，据上文“食即呕吐逆”及上下文义改。

淫蒸，脓血腐化。寒水绝其上源，故溲溺淋涩。风木郁冲，故小腹痛作也。大瘕泄者，水土之郁陷也。水土湿寒，阴气凝结，瘕块累生。乙木不得温升①，陷冲后窍，而疏泄失政，未能顺下，故溲便频数，里急后重，而粪溺艰涩不利也。泄虽有五，唯胃泄为胆胃病，其四皆脾肝之证，而癸水之寒，乃其根本也。

五十八难

五十八难曰：伤寒有几？其脉有变不？然：伤寒有五，有中风，有伤寒，有湿温，有热病，有温病，其所苦各不同。

中风，风伤卫也，伤寒，寒伤营也，详仲景《伤寒》。湿温，中湿②而发热者也。热病，暑病也，即仲景暍病。温病，春月而病感者也。《素问》热病，即温病之发于夏月者，“评热病论”：先夏至者为病温，后夏至者为病暑是也。与此不同。

中风之脉，阳浮而滑，阴濡而弱。湿温之脉，阳濡而弱，阴小而急。伤寒之脉，阴阳俱甚而紧涩。热病之脉，阴阳俱浮，浮之而滑，沉之散涩。温病之脉，行在诸经，不知何经之动也，各随其经之所在而取之。

---

① 升　原作“生”，诸本均同，音近之误，据上下文义改。

② 湿　原作“温”，诸本均同，形近之误，据《难经集注·五十八难》改。

温病各经不同，行在于诸经之中，不知何经之动也，各随其经之所在而取之。温病不过六经，而经随日传，六日而尽，须逐日诊之，难以预定也。温病一日太阳，二日阳明，三日少阳，四日太阴，五日少阴，六日厥阴，法详《素问·热论[1]》

伤寒有汗出而愈，下之而死者，有汗出而死，下之而愈者，何也？然：阳虚阴盛，汗出[2]而愈，下之即死，阳盛阴虚，汗出而死，下之而愈。

阳虚阴盛，下则亡阳，故可汗愈，阳盛阴虚，汗则亡阴，故可下愈。

寒热之病，候之如何也？然：皮寒热者，皮不可近席，毛髪焦，鼻槁，不得汗。肌寒热者，皮肤痛，唇舌槁，无汗。骨寒热者，病无所安，汗注不休，齿本槁痛。

此段引《灵枢·寒热病》文。

五十九难

五十九难曰：狂癫之病，何以别之？然：狂之始发，少[3]卧而不饥，自高贤也，自辩智也，自贵倨[4]也，妄笑好

---

① 论　原作“病”，据《素问·热论》改。

② 出　原作“之”，诸本均同，据《难经本义·五十八难》、上文“伤寒有汗出而愈”改。

③ 少　原作“坐”，诸本均同，据《灵枢经·癫狂》、《难经本义·五十九难》改。

④ 倨（jù巨）　尊也。

歌乐，妄行不休是也。癫病始发，意不乐，直视僵仆，其脉三部阴阳俱盛是也。

此引《灵枢·癫狂》文。

六十难

六十难曰：头心之病，有厥痛，有真痛，何谓也？然：手三阳之脉，受风寒，伏留而不去者，则名厥头痛，入连在脑者，名真头痛。其五藏相干，名厥心痛，其痛甚，但在心，手足清[①]者，即名真心痛。其真心痛者，旦发夕死，夕发旦死。

此难，《灵枢·厥病》：厥病真头痛，头痛甚，脑尽痛，手足寒至节，死不治。

六十一难

六十一难曰：经言望而知之谓之神，闻而知之谓之圣，问而知之谓之工，切而知之谓之巧，何谓也？然：望而知之者，望见其五色，以知其病。闻而知之者，闻其五音，以别其病。问而知之者，问其所欲五味，以知其病所起所在。切脉而知之者，诊其寸口，视其虚实，以知病在何藏府也。经言以外知之曰圣，以内知之曰神，此之谓也。

以外知之，验其外而知之也。以内知之，洞其内而知

① 清　通“凊”，寒也。

之也。

六十二难

六十二难曰：藏井荥有五，府独有六者，何谓也？然：府者，阳也，三焦行于诸阳，故置一俞，名曰原，所以府有六者，亦与三焦共一气也。

五藏五俞，井、荥、俞、经、合也，六府六俞，井、荥、俞、原、经、合也，详见《灵枢·本输》。府有六俞者，以五府之外，又有三焦一府，故多置一原穴以配之，此亦与三焦共一气也。

六十三难

六十三难曰：十变言五藏六府荥合，皆以井为始者，何谓也？然：井者，东方春也，万物之始生，故蚑行喘息，蜎飞蠕动，当生之物，莫不以春生，故岁数始于春，日[①]数始于甲，故以井为始也。

荥合以井为始，义详《灵枢·本输》。蚑行喘息，蜎飞蠕动，谓行息飞动，一切诸虫也。

六十四难

六十四难曰：十变又言阴井木，阳井金，阴荥火，阳

---

① 日 原作"月"，形近之误，诸本均同，据《难经本义·六十三难》改。

荥水，阴俞土，阳俞木，阴经金，阳经火，阴合水，阳合土，阴阳皆不同，其意何也？然：是刚柔之事也。阴井乙木，阳井庚金，阳井庚，庚者，乙之刚也，阴井乙，乙者，庚之柔也。乙为木，故言阴井木也，庚为金，故言阳井金也。余皆仿此。

阴井木，阳井金，义详《灵枢·本输》。

六十五难

六十五难曰：经言所出为井，所入为合，其法奈何？然：所出为井，井者，东方春也，万物始生，故言所出为井。所入为合，合者，北方冬也，阳气入藏，故言所入为合也。

万物出于春，井之义也。阳气入于冬，合之义也。

六十六难

六十六难曰：经言肺之原，出于太渊，心之原，出于大陵，肝之原，出于太冲，脾之原，出于太白，肾之原，出于太溪，少阴之原，出于兑骨，胆之原，出于丘墟，胃之原，出于冲阳，三焦之原，出于阳池，膀胱之原，出于京骨，大肠之原，出于合谷，小肠之原，出于腕骨，十二经皆以俞为原者，何也？然：五藏俞者，三焦之所行，气之所留止也。三焦所行之俞为原者，何也？然：脐下肾间动气者，人之生命也，十二经之根本也，故名曰原。三焦者，原气之别使

也，主通行三焦[1]，经历于五藏六府。原者，三焦之尊号也，故所止辄为原。五藏六府之有病者，皆取其原也。

肺之原，出于太渊五句，义见《灵枢·九针十二原》，此皆五藏之俞穴也，左右各一[2]，共十穴，连膏之原，肓之原。膏之原，出于鸠尾。肓之原，出于脖胦。合为十二原。少阴之原，出于兑骨，谓神门也。手少阴无俞，所谓心之原出于大陵者，皆手厥阴之俞也，义见《灵枢·逆顺肥瘦》。旧本误在“邪客”。故此补少阴之原句。胆之原，出于丘墟六句，义见《灵枢·本输》，此皆六府之原穴也。十二经皆以俞为原者，谓“九针十二原”中，皆以五藏之俞穴为原，非谓六府也。以五藏之俞，乃三焦之所行，是其气所留止，故称曰原。盖肾间动气，一身之原气也。三焦者，肾中原气之别使，行于上下三焦，经历五藏六府之俞穴，其所留止，辄谓之原，以其原于动气间而得名也。

六十七难

六十七难曰：五藏六府，各有井、荥、俞、经、合，皆何所主？然：经言所出为井，所流为荥，所注为俞，所行为经，所入为合。井主心下满，荥主身热，俞主体重节[3]痛，经主喘咳寒热，合主逆气而泄，此五藏六府井、荥、

---

① 焦　原作“气”，诸本均同，据下文“行于上下三焦”改。
② 一　原作“二”，诸本均同，据下文“共十穴”改。
③ 节　原作“筋”，据《难经本义·六十八难》改。

俞、经、合所主病也。

六十八难

六十八难曰：五藏募皆在阴，俞皆在阳者，何谓也？然：阴病行阳，阳病行阴，故令募在阴，俞在阳也。

五藏之募皆在腹，肝之募期门，心之募巨阙，脾之募章门，肺之募中府，肾之募京门，俞皆在背，总出于足太阳之经。背为阳，腹为阴，阴病必行于阳，阳病必行于阴，故令募在于腹，俞在于背也。以募者，藏中阳气之所结也，是以阳病行于阴，俞者，藏中阴气之所输也，是以阴病行于阳也。

六十九难

六十九难曰：经言虚者补之，实者泻之，不虚不实，以经取之，何谓也？然：虚者补其母，实者泻其子，当先补之，然后泻之。不实不虚，以经取之者，是正经自生病，不中他邪也，当自取其经，故言以经取之。

经，《灵枢·经脉》。自取其经，取其本经，不取其子母也。

七十难

七十难曰：经言春夏刺浅，秋冬刺深者，何谓也？然：春夏者，阳气在上，人气亦在上，故当浅取之，秋冬者，

阳气在下，人气亦在下，故当深取之。

经，《素问》“四时刺逆从论”诸篇。

春夏各致一阴，秋冬各致一阳者，何谓也？然：春夏温，必致一阴者，初下针，沉之至肾肝之部，得气，引而持之阴也。秋冬寒，必致一阳者，初内针，浅而浮之至心肺之部，得气，推而内之阳也，是谓春夏必致一阴，秋冬必致一阳也。

肾肝之部，筋骨也。心肺之部，皮脉也。

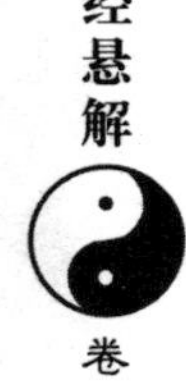

七十一难

七十一难曰：经言刺营无伤卫，刺卫无伤营，何谓也？然：针阳者，卧针而刺之，刺阴者，先以左手摄按所针荥俞之处，气散乃内针，是谓刺营无伤卫，刺卫无伤营也。

卫为阳，营为阴，刺卫者，卧针而刺之，则不伤营，卫行脉外，针入浅也。刺营者，先以左手摄按所针荥俞之处，卫气开散乃内针，则不伤卫，营行脉中，针入虽深，而未伤及卫也。

七十二难

七十二难曰：经言能知迎随，气可令调，调气之方，必在阴阳，何谓也？然：所谓迎随者，知营卫之流行，经脉之往来也，随其逆顺而取之，故曰迎随。调气之方，必在阴阳者，知其内外表里，随其阴阳而调之，故曰调气之

方，必在阴阳。

经，《灵枢》。“终始”、“九针十二原”：往者为逆，来者为顺，明知逆顺，正行无问，迎而夺之，恶①得无虚，追而济之，恶得无实，迎之随之，以意和之是也。

七十三难

七十三难曰：诸井者，肌肉浅薄，气少不足使也，刺之奈何？然：诸井者，木也，荥者，火也，火者木之子，当刺井者，以荥泻之。故经曰补者不可以为泻，泻者不可以为补，此之谓也。

诸井穴在手足指端，经脉初发，肌肉浅薄，气少不足使用，当刺者，泻其荥穴，以荥火者，井木之子，所谓实者泻其子也。井穴宜补不宜泻，是故经云补者不可以为泻，泻者不可以为补也。

七十四难

七十四难曰：经言春刺井，夏刺荥，季夏刺俞，秋刺经，冬刺合者，何也？然：春刺井者，邪在肝，夏刺荥者，邪在心，季夏刺俞者，邪在脾，秋刺经者，邪在肺，冬刺合者，邪在肾。其肝心脾肺肾而系于春夏秋冬者，何也？然：五藏一病，辄有五也。假令肝病，色青者肝也，臊臭

① 恶（wū 屋） 何也。

者肝也，喜酸者肝也，喜呼者肝也，喜泣者肝也，其病众多，不可尽言也。四时有数，而并系于春夏秋冬者，针之要妙，在于秋毫者也。

《灵枢》刺法，冬刺井，春刺荥，夏刺俞，长夏刺经，秋刺合，与此不同。

井为木，春刺井者，以其邪在肝木也。荥为火，夏刺荥者，以其邪在心火也。俞为土，季夏刺俞者，以其邪在脾土也。经为金，秋刺经者，以其邪在肺金也。合为水，冬刺合者，以其邪在肾水也。然五藏一病，辄有五条，未可拘也。假令肝病，色青者肝也，肝主色也，臊臭者肝也，而中有心病，心主臭，入肝为臊也，喜酸者肝也，而中有脾病，脾主味，入肝为酸也，喜呼者肝也，而中有肺病，肺主声，入肝为呼也，喜泣者肝也，而中有肾病，肾主液，入肝为泣也，其病众多，不可尽言。虽四时有数，并系于春夏秋冬，刺法系于四时。而针之要妙，则在于秋毫之间，其变无穷也。

七十五难

七十五难曰：经言东方实，西方虚，泻南方，补北方，何谓也？然：金木水火土，当更相平。东方木也，西方金也，木欲实，金当平之，火欲实，水当平之，土欲实，木当平之，金欲实，火当平之，水欲实，土当平之。东方者，肝也，则知肝实，西方者，肺也，则知肺虚。泻南方火，补北方水，南方火，火者，木之子也，北方水，水者，木

之母也，水胜火，子能令母实，母能令子虚，故泻火补水，欲令金得平木也。经曰不得治其虚，何问其余，此之谓也。

火者木之子，子能令母实，故泻其子。水者木之母，母能令子虚，故补其母。泻火补水，使木气不实，则金得平之矣。

七十六难

七十六难曰：何谓补泻？当补之时，何以取气？当泻之时，何以置气？然：当补之时，从卫取气，当泻之时，从营置气。其阳气不足，阴气有余，当先补其阳，而后泻其阴，阴气不足，阳气有余，当先补其阴，而后泻其阳，营卫通行，此其要也。

置，舍置也。卫气收敛，故从卫取气。营性疏泄，故从营置气。

七十七难

七十七难曰：经言上工治未病，中工治已病者，何谓也？然：所谓治未病者，见肝之病，则知肝当传之于脾，故先实其脾气，无①令得受肝之邪也，故曰治未病焉。中工治已病者，见肝之病，不晓相传，但一心治肝，故曰治已病也。

肝病传脾，克其所胜也。

---

① 无 通“毋”。

七十八难

七十八难曰：针有补泻，何谓也？然：补泻之法，非必呼吸出内针也。知为针者，信其左，不知为针者，信其右。当刺之时，必先以左手厌按所针之处，弹而怒之，爪而下之。其气之来，如动脉之状，顺针而刺之。得气，推而内之，是谓补，动而伸之，是谓泻。不得气，乃与男外女内。不得气，是谓十死不治也。

补者候呼内针，侯吸出针，泻者候吸内针，候呼出针，此补泻之恒法耳。持针，右手也，而刺法之妙，全在左手，故知为针者，信其左手，不知为针者，信其右手。当刺之时，必先以左手厌同压。按所针之处，以指弹而怒之，以爪引而下之，以致其气。其气之来，如动脉之状，然后顺针而刺之，此方是右手事耳。针下得气，推其针而内入之，是谓补，动其针而引伸之，是谓泻。若不得气，乃与男外女内以求之。仍不得气，是谓十死不治也。

七十九难

七十九难曰：经言迎而夺之，安得无虚，随而济之，安得无实，虚之与实，若得若失，实之与虚，若有若无，何谓也？然：迎而夺之者，泻其子也，随而济之者，补其母也。假令心病，泻手心主俞，是谓迎而夺之者也，补手心主井，是谓随而济之者也。所谓实之与虚者，濡牢之意

也。气来实牢者为得，濡虚者为失，故曰若得若失也。

经，《灵枢·九针十二原》。心为火，荥亦为火，泻手心主俞土，火之子也，是谓迎而夺之，补手心主井木，火之母也，是谓随而济之。手少阴无俞，故取手心主。

八十难

八十难曰：经言有见如入，有见如出者，何谓也？然：所谓有见如入者，谓左手见气来至乃内针，针入，见气尽乃出针，是谓有见如入，有见如出也。

有见如入，有见如出，有所见而入，有所见而出也。

八十一难

八十一难曰：经言无实实，无虚虚，损不足而益有余，是寸口脉耶？将病自有虚实也？其损益奈何？然：是非谓寸口脉也，谓病自有虚实也。假令肝实而肺虚，肝者木也，肺者金也，金木当更相平，当知金平木。假令肺实，故知肝虚，微少气，用针不补其肝，而反重实其肺，故曰实实虚虚，损不足而益有余。此者，中工之所害也。

肺金克肝木者，常也，假令肝实而肺虚，则当助金以平木。假令肺实，则肝气必虚矣，若不补其肝，而反实其肺，是实其实，虚其虚，损不足而益有余。若此者，乃中工之所害也。

难经悬解卷下终

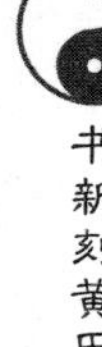

书新刻黄氏遗书后

上书三种①，昌邑黄坤载先生所著也。

先生博极群书，尤邃于《易》，诸子百家，靡不精熟。中年②偶患目疾，颇为医工所误，乃专致于黄帝、岐伯、越人、仲景四圣之书。探赜索隐，抉其阴阳升降之理，著书十一种③，今《四库全书存目》中所著录者是也。

先生嫉近代诸医家离经畔道，多逞私说，反复辨难，辟其乖谬，缘是为世诟病④，故其书屏不传。

嘉庆中叶，吾乡先辈张皋闻、翰风⑤二先生昆仲，同客京师。一日，皋闻于厂肆废簏⑥中得先生所著医书一册，以示翰风，曰：其文驾魏晋上。翰风素工医，读之曰：岂特

---

① 上书三种　指《素问悬解》、《灵枢悬解》、《难经悬解》。

② 中年　指清雍正十二年甲寅，即公元1734年。

③ 十一种　指《伤寒悬解》、《金匮悬解》、《四圣悬枢》、《四圣心源》、《长沙药解》、《伤寒说意》、《素灵微蕴》、《玉楸药解》、《素问悬解》、《灵枢悬解》、《难经悬解》。

④ 诟病　耻辱也。

⑤ 翰风　即张琦。张琦，清阳湖人，初名翊，字翰风，号宛邻，道光举人，历知章丘、馆陶等县，所至有名绩。工诗、古文及分隶，尤精舆地之学，有《战国策释地》、《素问释义》、《古诗录》、《宛邻文集》。

⑥ 簏　录也。

其文，其于医，直仲景后一人而已。即之厂肆，编索他册，不可得。

道光己丑①，翰风权知②山东馆陶县事。掖校官张君蕴山，昌邑人也，得先生所著《素灵微蕴》、《伤寒悬解》、《四圣心源》、《长沙药解》、《伤寒说意》、《金匮悬解》，录以授翰风。馆陶鲜刻工，翰风乃邮寄其尤要者刻于京师，世所传《宛邻书屋③丛书》中《黄氏遗书四种》④ 是也。

未几，翰风先生归道山⑤，令子仲远同年⑥，承先志将南归，丐其友董子远孝廉、杨用明外翰兼程赴昌邑，拟尽录先生所著书。值先生子姓亦有丧，子远、用明穷一日夜之力，仅录得《四圣悬枢》、《玉楸药解》，以报仲远。迩年徐受衡侍郎刻于闽，欧阳晓岑观察刻于皖，彭器之观察刻于蜀，世所称《黄氏遗书八种》⑦，皆转辗从仲远录出者也。而《素问》、《灵枢》、《难经》三悬解，卒鲜传本，近更丧乱，昌邑亦经兵燹⑧，先生之书，将不可过问矣。

---

① 道光己丑　道光九年己丑，即公元1829年。

② 权知　谓摄理其事也。

③ 宛邻书屋　张琦之书室名，见《室名别号索引》。

④ 黄氏遗书四种　《素灵微蕴》、《伤寒悬解》、《长沙药解》、《四圣心源》。

⑤ 道山　仙山也。在此借指人逝，谓其脱离尘世而仙去也。

⑥ 同年　同榜之士。

⑦ 黄氏遗书八种　《伤寒悬解》、《金匮悬解》、《四圣悬枢》、《四圣心源》、《长沙药解》、《伤寒说意》、《素灵微蕴》、《玉楸药解》，又名《黄氏医书八种》。

⑧ 兵燹（xiǎn 险）　因战争而遭焚烧破坏。

今岁正月，吾乡冯赓廷[①]国学正[②]于厂肆中得先生生平著述钞[③]本数册，则三悬解具在焉。赓廷固精于医，而有志于振兴斯道者，既幸先生之医书得此而大备，而此三书者，世无刻本，急思公诸同好，以广其传。闻崇朴山将军藏宋刻《素问》、《灵枢》新校正本，假以校雠，爰付剞劂[④]，而属曾向识其缘起如此。

翰风先生尝曰：医学盛于上古，衰于后世[⑤]。盖自刘朱[⑥]之言盈天下，举世惟知滋阴熄火之为急，以此毒天下，而民从之，诚咄咄怪事！先生所为，表阐四圣之旨，而于近代之邪说诐辞[⑦]，拒之必力也。孟子曰：予岂好辩哉，予不得已也，先生有焉。或谓先生论医，偏于扶阳，考之《素问·生气通天论》，重言阳气者五，《伤寒论·少阴篇》曰：少阴负趺阳者，为顺也，阳贵阴贱，古训昭然，先生岂臆说哉！

是故欲知医，必尽通四圣之书，欲通四圣之书，必先读先生之书。今先生之书十一种俱刊行于世，是天心之仁爱斯人，不忍以斯人之疾病生死，终听之于二三庸妄之说，

---

① 冯赓廷　即冯承熙，字赓廷。

② 国学正　“学正”，官名。宋于国子监置学正，掌行学规，考教训导，明清因之。各州儒学教官，亦称学正。“国学正”，国子监之学正也。

③ 钞　通“抄”。

④ 剞（jī 奇）劂（jué 厥）　书籍雕版之泛称。

⑤ 医学盛于上古，衰于后世　见张琦撰《四圣心源后序》。

⑥ 刘朱　“刘”，刘完素，“朱”，朱震亨。

⑦ 诐辞　偏颇之言也。

而特启先生，以昌明四圣之学。后之君子，举金元以来谬种流传诸书付之一炬，独守先生之言，与晋唐诸名医参互考订，以直接四圣心传，庶几民无夭札，世登寿域。此则先生之志，亦即赓廷刊是书之志也夫。

同治十一年秋八月阳湖赵曾向谨书